孕期口腔疾病管理

DENTAL MANAGEMENT OF THE PREGNANT PATIENT

[美] 克里斯托斯·A. 斯科特里斯（Christos A. Skouteris）/ 著

钟晓波　郑成燚 / 主审

李春光　刘　娟　夏梦泰 / 主译

重庆出版集团 重庆出版社

图书在版编目(CIP)数据

孕期口腔疾病管理 /(美)克里斯托斯·A. 斯科特里斯著; 李春光, 刘娟, 夏梦泰主译. —重庆: 重庆出版社, 2024.3
书名原文: Dental Management of the Pregnant Patient
ISBN 978-7-229-18501-5

Ⅰ.①孕… Ⅱ.①克… ②李… ③刘… ④夏… Ⅲ.①孕妇—口腔保健 Ⅳ.①R78

中国国家版本馆CIP数据核字(2024)第045047号

孕期口腔疾病管理
YUNQI KOUQIANG JIBING GUANLI
【美】克里斯托斯·A. 斯科特里斯 著　　李春光　刘娟　夏梦泰　主译

主　　审:钟晓波　郑成燚
责任编辑:陈　冲
责任校对:李小君
装帧设计:鹤鸟设计

 重庆出版集团
重庆出版社　出版

重庆市南岸区南滨路162号1幢　邮政编码:400061　http://www.cqph.com
重庆升光电力印务有限公司印刷
重庆出版集团图书发行有限公司发行
全国新华书店经销

开本:889mm×1194mm　1/16　印张:12.75　字数:280千
2024年3月第1版　2024年3月第1次印刷
ISBN 978-7-229-18501-5
定价:180.00元

如有印装质量问题,请向本集团图书发行有限公司调换:023-61520678

版权所有　侵权必究

致 辞

献给我的父母——Antonios C. Skouteris（1915 — 2008，医学博士，妇产科医生）和 Maria A. skouteris（1918 — 1997，临床研究护士，首席产科护士）。

感谢我的家人 kiki，konstantinos，Eleni，Milou，Jolie，Perry 和 Regina 无条件的爱和支持。

致敬我的导师 George C. Sotereanos（牙科博士，理学硕士，口腔颌面外科医生）———一个沉默寡言但有丰富经验和智慧的人。

致 谢

感谢 Niles N. Mayrand（BBA，CMP）先生为我们提供了模拟自然阴道分娩的场所和资料；感谢 Andrew Beech 医生，他是口腔颌面外科住院医师，他负责收集创伤临床案例；感谢 kyriaki Marti 博士，他负责部分图片的制作。

还要感谢 wiley 编辑的辛勤劳动；感谢 Jayadivya Saiprasad 夫人敏锐的评论和宝贵的建议。

▌原著者名单

著者

克里斯托斯·A.斯科特里斯（Christos A. Skouteris），牙科学博士（DMD），博士（PhD），美国密歇根大学牙科学院口腔颌面外科系、美国密歇根大学医学院口腔颌面外科临床助理教授。

撰稿者

本杰明·克雷格·康沃尔（Benjamin Craig Cornwall），牙医外科博士（DDS），国际牙医学院院士（FICD），美国密歇根大学医院牙科助理教授、全科住院医师主任。

肖恩·爱德华兹（Sean P. Edwards），牙医外科博士（DDS），医学博士（MD），美国外科医师学会会员（FACS），加拿大皇家牙医学院院士［FRCD（C）］，美国密歇根大学医学院口腔颌面外科临床教授［莫斯·J. 莱昂斯（Chalmers J. Lyons）学会授予］、口腔颌面外科副教授兼住院医师项目主任、小儿口腔颌面外科主任。

伊戈尔·马科维（Igor Makovey），牙医外科博士（DDS），医学博士（MD），美国密歇根大学医学院口腔颌面外科住院总医师。

基里亚基·马蒂（Kyriaki C.Marti），牙科学博士（DMD），医学博士（MD），卫生专业教育硕士（MHPE），博士（PhD），FEBOMS，美国密歇根大学牙科学院口腔颌面外科系、牙周病学和口腔医学系及龋病学、修复科学和牙髓病学系临床助理教授。

詹姆斯·墨菲（James Murphy），牙科学士（BDS），医学学士（MB，BCh），牙科学院研究员（FFD），美国芝加哥库克郡小约翰·H. 斯特罗格医院（John H. Stroger Jr Hospital of Cook County）口腔颌面外科主治医师。

布伦特·B. 沃德（Brent B. Ward），牙科博士（DDS），医学博士（MD），美国外科医师学会会员（FACS），美国密歇根大学牙科学院口腔颌面外科系副教授兼系主任，美国密歇根大学医学院口腔颌面外科/医院牙科主任，口腔/头颈部肿瘤和微血管重建外科奖学金项目主任。

▍中文版编辑委员会

主审

钟晓波　主任医师、教授、硕士研究生导师，退休前为重庆医科大学附属口腔医院上清寺院区牙体牙髓科主任、牙体牙髓病学教研室副主任。中华口腔医学会牙体牙髓病学专委会原委员，中国非公立医疗机构协会牙体牙髓病学专业委员会副主任委员，重庆市口腔医学分会牙体牙髓病学专委会副主任委员，获得过重庆医科大学附属口腔医院优秀教师、重庆医科大学附属口腔医院名家等荣誉称号。发表学术论文近50篇，获得国家发明专利1项。曾留学日本广岛大学小儿齿科2年。

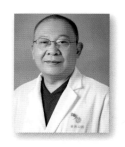

郑成燊　重钢总医院口腔科副主任医师。毕业于西南医科大学（原泸州医学院）口腔系。重庆市口腔医学会第一届、第二届口腔生物医学专业委员会委员，第二届牙体牙髓专业委员会委员；重庆市妇幼卫生学会口腔保健专业委员会委员，国内PMTC（专业化机械性牙齿清洁技术）引进和推广者。主译《儿童牙科：舒适的口腔之旅》《儿童咬合发育管理——上腭形态、口腔机能与衰弱预防》《舌系带过短》等著作。

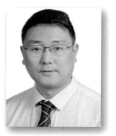

主译

李春光　硕士，西南医科大学附属口腔医院主治医师。现任四川省儿童口腔医学会专业青年委员会副主任委员，四川省口腔预防专业委员会委员，中华口腔医学会儿童口腔专业委员会会员。主要从事儿童口腔医学的临床、教学和科研工作等。

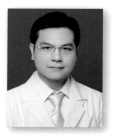

刘娟　硕士，主治医师。毕业于重庆医科大学，现为重庆医科大学附属口腔医院牙体牙髓科专科医生。中华口腔医学会牙体牙髓专业委员会会员，重庆市口腔医学会会员。

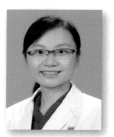

夏梦泰　主管护师，毕业于重庆医科大学，现于重庆医科大学附属第一医院从事助产工作，同时承担在校理论教学及临床带教工作。

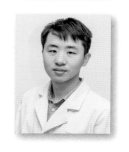

参译者

刘骏宇　硕士，毕业于中国人民解放军陆军军医大学。重庆医科大学附属口腔医院附三院门诊部主治医师，重庆市口腔医学会口腔全科专业委员会青年委员。

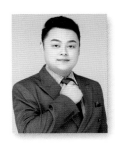

仲琳　副主任医师，硕士,毕业于重庆医科大学。内蒙古口腔医学会激光专委会副主任委员，牙周专委会、口腔预防专委会、口腔美容医学及老年病学专委会委员。主要从事口腔内科学的临床、教学及科研工作。擅长复杂牙周疾病的诊断及规范化系统治疗、多学科治疗方案的综合设计、各类牙周手术及种植植入术、种植体周围炎的维护与治疗、牙周激光治疗等。

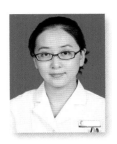

周艳勤　主治医生，硕士，毕业于重庆医科大学，工作于重庆医科大学附属口腔医院牙体牙髓科。擅长龋病及牙髓根尖周病诊治，显微根管治疗。

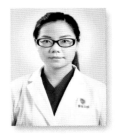

周露萍　护师，毕业于重庆医科大学。于重庆医科大学附属第一医院从事临床护理及助产工作7年，并承担护理临床教学。

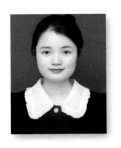

骆书美　主治医师，讲师，硕士，重庆医科大学附属口腔医院医务科副主任。毕业于重庆医科大学口腔医学院，重庆医务管理专委会委员，重庆市口腔医疗质量控制中心医院管理组组员。

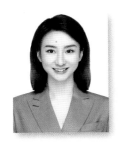

段然　硕士，主治医师，毕业于山东大学临床医学七年制。毕业后从事产科临床工作，对妊娠并发症、产科危急重症等具有丰富的诊治经验。擅长产前诊断、复杂性双胎的诊断及处理、妊娠期乙肝诊治、妊娠期RhD同种异体免疫的预防及处理。

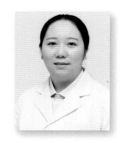

唐万红　硕士，毕业于重庆医科大学，中华口腔医学会儿童口腔医学专业委员会会员，主要从事儿童口腔医学的临床、教学和科研工作，擅长儿童牙病、儿童牙外伤、牙体牙髓病的诊治以及儿童行为管理和儿童口腔健康管理。

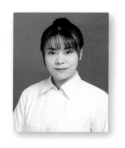

廖元元　硕士，主治医生，毕业于重庆医科大学，工作于重庆医科大学附属口腔医院牙体牙髓科。擅长龋病及牙髓根尖周病诊治、显微根管治疗。

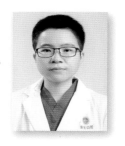

秘书

陈兴　重庆市城口县人民医院口腔科主任，副主任医师，中华口腔医学及重庆市口腔医学会会员，重庆市口腔医学会第三届理事会理事，重庆市口腔医学会第三届会员代表，重庆市医师协会口腔医师分会第二届委员、第四届预防及儿童口腔医学专委会委员，中国非公立牙体牙髓专委会执行委员。

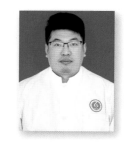

中文版推荐序

众所周知，孕期是一个特殊和复杂的时期，此期的口腔健康管理对母体和胎儿两个生命个体都有着重要的意义。口腔健康和全身健康息息相关，这一点公众已有共识。目前国内基层口腔医生较少有孕期相关的系统口腔疾病临床诊疗经验，他们不敢甚至不愿接诊孕期的口腔疾病患者，导致孕妇的口腔健康问题往往难以得到有效、及时的解决，甚至会导致误诊、误治。孕期又是一个涉及多学科的特殊阶段，当前国内缺乏相关参考书籍，《孕期口腔疾病管理》一书出版后将成为行业的一个有益补充。

《孕期口腔疾病管理》从孕期患者管理的角度，强调尊重和保障患者的隐私权和选择权，详细论述了孕期常见口腔问题及孕产妇急症的处理，多维度总结了孕产期多学科联合诊治的经验，内容涵盖全面，通俗易懂，并附有大量表格和插图，科学而实用，既是一部全生命周期健康相关的教科书，又是一部大众健康科普读物，可为广大读者提供有益的帮助。据此，我诚挚向大家推荐《孕期口腔疾病管理》一书，供大家参考。

刘鲁川

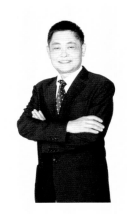

刘鲁川，博士后，教授/主任医师，博士研究生导师，重庆市学术技术带头人。

原第三军医大学大坪医院口腔科主任，全国牙体牙髓病学专委会委员，全军口腔医学专委会委员，重庆市口腔医学会牙体牙髓病学专委会主任委员，重庆市口腔医学会副会长等。

现为中华口腔医学会民营医疗分会副主任委员，重庆市口腔医学会常委，重庆市民营口腔医疗分会名誉会长，国际牙医学院院士。

▌中文版译者序

口腔医生在日常工作的时候，常常会遇到孕妇前来咨询口腔健康问题，由于未曾系统性地学习过孕期相关的口腔知识，因此对于孕妇能否使用麻醉剂、能否接受放射性检查等问题无法给出一个权威又确切的答案，于是乎便不敢甚至不愿接诊孕期口腔疾病患者，从而导致孕妇在出现口腔健康问题时难以得到有效的指导和及时的诊治。

怀孕是女性生命中独特而重要的经历，需要家庭、社会以及医生、护士的参与。孕期口腔疾病管理是临床医生工作的重点、难点和痛点。孕期口腔疾病管理实际上是同时照顾两个人，即母亲和胎儿。对孕妇而言，任何一个简单的干预措施都有可能会影响治疗结果。在口腔临床诊疗中，既要保证孕妇的治疗效果，又要保证未出生孩子的安全，这就是孕期口腔疾病管理的难点所在。要想把它做好，就要求口腔医生必须具备丰富的孕期口腔诊疗专业知识和较高的操作技能，而这往往需要多学科专家团队共同协作才能做到。目前，不论是在国内还是在国外，孕期疾病管理都是一个难点，孕期口腔疾病管理也不例外。一方面，孕妇及其家庭和社会都对医生有很高的期望，多学科专家团队协作才能更好地满足孕期临床诊疗的需求；另一方面，医生的培养体系是单一的，口腔科、妇产科、新生儿科等均是独立的科室，要想达到多学科融合，我们还有很长的路要走。

《孕期口腔健康管理》一书着重讲解了生理变化对口腔健康管理的影响、孕期口腔综合治疗的普遍原则以及孕期常见口腔疾病的预防和治疗，不仅为孕妇的口腔健康管理提供了全面的指导，还对孕期常见的口腔问题进行了深入浅出的解析，为口腔医生进行孕期口腔疾病诊疗提供了实用的临床参考。

钟晓波教授组织口腔科和妇产科的资深医师翻译的《孕期口腔疾病管理》一书，填补了国内关于孕期口腔疾病管理的空白。在翻译过程中，我们注重保持原著的准确性和专业性，同时力求将内容简明扼要地呈现给读者。无论是从事口腔医学的专业人士，还是普通孕妇及其家属，都可以从中获得有益的信息和指导。

感谢所有参与翻译工作的老师们，他们的辛勤工作使这部著作能够以最好的形式呈现给读者。同时，感谢西南医科大学口腔系郑凯骏、余欣昊同学，温州医科大学口腔系郭逸言同学参与文字审校工作。感谢出版社给予我们这个机会，让我们能够将这部著作介绍给更多的读者。

这部著作的出版还得到了中国非公立医疗机构协会牙体牙髓病学专业委员会和口腔预防专业委员会的大力支持，在此一并致谢。

李春光　刘娟　夏梦泰

2024 年 1 月

▍前言

　　怀孕是女性一生中一次独特而重要的经历。因此，采取一种全面的办法来管理女性在孕期可能面临的口腔健康问题显得非常有必要。促使我着手书写这本书的理由有三。我的家庭环境带来的影响是第一个理由。我的父母都将整个职业生涯奉献给妇产科领域医护工作。我记得在我很小的时候，我经常满怀幸福地听他们滔滔不绝地谈论他们与孕妇之间的经历。我逐渐意识到了他们所面临的挑战，也开始敬佩他们能对孕产妇和新生儿如此深切关心。在后来的几年里，作为一名口腔医学生，我也曾去产房帮忙，协助开展妇科手术，并亲眼目睹了分娩的奇迹。虽然我选择了不同的职业，但早年对妊娠这一复杂的过程的探究经历也让我对孕妇护理学产生了兴趣。我曾作为助手协助父亲编写了两本教科书，一本是关于月经的著作，另一本则是妇产学教科书。这一经历也让我对这一领域的兴趣更加浓厚。通过参与这些项目，我了解了很多专业知识，例如错综复杂的孕妇生理学、孕期病理以及可能使分娩变得困难的潜在风险。唯一不幸的是，我的父亲没能亲眼看到他的作品出版。

　　在我作为口腔颌面外科医生的学业和专业生涯中，我曾有过为孕妇施行外科手术的经历。这也是促使我写这本书的第二个原因。照顾孕妇是一种独一无二的体验，因为实际上你要同时照顾两个人，母亲还有胎儿。在对孕妇进行牙科治疗期间，一个简单的干预措施都有可能成为影响治疗结果好坏的关键，并可能防止这次治疗对母亲和新生儿未来的生活质量带来的不利影响。同时保障母亲与孩子的健康也是我们医护人员必须首要关切的问题。

　　既要提供适当的治疗处理，同时又要确保母亲和未出生孩子的安全，这就要求我们必须时刻提升对孕妇手术处理方面的知识。通过和孕妇接触，我发现处理孕妇健康问题通常需要快速而果断，这往往要求一组经验丰富的专家团队进行非常全面的多学科干预。

　　最后，越是不断学习探究孕妇管理知识，越让我觉得有必要更广泛而系统全面地去思考关于孕产妇口腔健康问题的处理方法。虽然已经有大量的文献介绍孕期口腔健康的维持，但鉴于最近医学及口腔学科领域中发表的研究数据以及改良的治疗方式中有很多都与孕妇的口腔疾病发病率息息相关，所以我认为需要在这方面进行更深入的研究。此外，在现有的口腔医学文献中，对产科急症的讨论有所缺乏，也没有给出一个适用于口腔保健专业人员的应对方案。

本书着重强调了以全面而系统的方式与其他专家探讨孕期口腔健康问题的重要性，孕产妇健康管理的复杂性也为发展多学科合作提供了完美的基础。针对孕妇需求来进行跨专业诊疗，最终拟订的治疗方案不仅能保障孕期患者和胎儿的安全和生活质量，同时始终尊重和保障患者的自主选择权。这样的一个决定可能会对孕妇及其家庭产生深远的影响。

这本书还解决了一个最重要的问题，即如何为突发事件做准备。许多非医疗公共安全组织（护理人员、消防员、警察）都接受过处理院前事件的培训，如孕产妇心脏骤停、分娩受阻，甚至是现场分娩。而在有关孕妇护理的牙科文献中，几乎没有提及这样的事件及其处理。孕期的心脏骤停和院前（现场）分娩随时都有可能在现实中发生，我们应该给予应有的重视。所有这些事件都在书中有所讲解，并引用了大量经典的以及最新的文献，且附有大量可供快速参考的表格和插图。

本书的目标读者包括口腔科医学生、普通口腔医生、牙科保健师、口腔颌面外科医生以及其他牙科学科的专业医生。本书也可以为内科医生或家庭医生提供参考。我对每个章节的作者以热情的态度参与这个项目，并在他们感兴趣或专业的领域提供的宝贵意见表示由衷的感谢。

Christos A. Skouteris, DMD, PhD

2017 年 9 月

Contents 目录

1 孕期患者治疗中的伦理问题

Christos A. Skouteris

医学伦理赋予了母亲与胎儿接受适当医疗的权利。对于孕期女性而言，治疗和护理是同时提供给母亲和胎儿双方的，这是不争的事实。孕妇是胎儿的生命支柱，孕妇的健康状况在怀孕期间更应该受到重视。因此，不能因为女性怀孕而拒绝给其进行必要的治疗。

再小的口腔治疗，因为可能需要进行 X 射线检查或者使用药物，所以都会增加患者的焦虑。通常情况下，择期的口腔治疗应该延期到产后。但是，当孕妇需要紧急的、预防性的或恢复性的治疗时，口腔医生可能会拒绝为其治疗，这种情况一是出于对孕妇和未出生胎儿的担心，二是害怕治疗后孕妇和胎儿发生事故需承担法律责任或为其带来诉讼。然而，如果医生拒绝为患者治疗，那么又会产生相关的伦理问题。Thomas Raimann（2016）指出，在探究口腔医生拒绝为孕妇治疗是否符合伦理时，应参考美国牙科协会（ADA）道德准则的伦理原则，这一原则尤其适用于孕期口腔疾病管理（表 1.1）。

表1.1　孕期口腔疾病管理中的伦理学（ADA道德准则的适用原则）

原则一:自主与参与
原则二:不伤害
原则三:公正
原则四:诚实

患者的自主（自我管理）与参与原则是指：口腔医生应该以一种允许患者参与治疗决策的方式为患者制定治疗方案。患者参与治疗决策是非常可取和合乎道德的；然而，在孕期是否进行对胎儿有未知影响的建议性治疗时，不应指望孕妇自己权衡利弊。一方面，没有人能够权衡未知的利弊；另一方面，在没有患者参与的情况下，口腔医生直接拒绝治疗就变成了单方面的决定，因此在伦理上也是有问题的。

不伤害原则表达的观念是，专业人员有责任保护患者免受伤害。根据这一原则，口腔医生的主要责任是保持专业理论和操作技术的更新。拒绝给孕妇治疗违反了这一原则，从某种意义上这是口腔医生缺乏专业素养的证据。研究证据表明，必要的口腔手术可以在孕中期进行，并不会增加严重医疗不良事件、自发性流产、早产和胎儿畸形的风险。因对手术和/或药物效果缺乏了解而采取的保守治疗方法虽然不会对胎儿的安全产生不良影响；但是，这样的做法正说明了，我们对于药物对胎儿的影响更大还是孕妇未治疗疾病对胎儿的影响更大缺乏相关认知。根据 Lyerly 等人（2008）的研究，在缺乏药物安全性和有效性信息的情况下，孕妇和她们的保健师面临两种艰难的选择：要么服用一种安全性和有效性未知的药物，要么放弃治疗，两个选择都会使孕妇和胎儿受到潜在健康问题的影响。

根据公正原则（"公平"），即"口腔医生有公平地对待患者的责任"，口腔医生的主要职责是公正待人，不带偏见地提供口腔治疗。口腔医生不得因为患者的性别而拒诊或拒绝为患者提供口腔诊疗服务。拒绝治疗怀孕患者是对患者不公正的，是无视 ADA 准则的。

诚实原则（"诚实"）是口腔医生应遵循的又一个原则，即尊重医患关系中内在的信任，做到如实沟通，不隐瞒欺骗。如果口腔医生在科学证据不支持某些药物或操作对孕妇和胎儿存在危害的情况下，以可能对母体和胎儿造成伤害为理由拒绝给孕妇治疗，那就是不诚实的。

最严重的伦理问题出现在危及生命的情况下，如孕妇患者出现头颈部感染，严重的颌面部创伤和局部侵袭性良、恶性肿瘤。这些情况将在本书后面章节进行讨论。在这些情况下，对孕妇的治疗决定必须在拯救她的生命和胎儿的生命之间做出选择，或者做出其他艰难的权衡。遇到这种情况，Puls 等人（1997）指出，目前已有普遍共识［尤其是在 Angela Carder 事件（表 1.2）之后］，要优先考虑拯救母亲的生命。然而，Charles Weijer（1998）指出，在某些情况下，不论孕妇作出优先保大还是优先保小的决定，都应该被尊重，我们不应认为只有利己的决定才是自主的。

表1.2 Angela Carder **事件**

Angela Carder 在 13 岁时被诊断出患有尤文氏肉瘤。虽然她的预后很糟糕，但经过化疗和放疗之后，她成功地活了下来，缓解期持续了几年。她结婚后在医生的同意下怀孕了。

1987 年，在她怀孕第三个月的第一周，她被检查出肺部出现了癌症转移。她已经与生存做了艰苦的斗争，她要求再次接受化疗和放疗，尽管这对胎儿有风险，但这会缓解她的病情。她被送入华盛顿特区的乔治华盛顿大学附属医院，在那里她被确诊为癌症晚期。对于是否应该对她进行治疗，以牺牲胎儿的生命为代价拯救或延长她的生命，医生间存在着分歧。尽管她的病情恶化了，时间也不多了，Angela 还是没有选择紧急剖宫产。这引起了医院风险管理人员的关注，他们担心会遭到反生

续表

命组织的起诉,要求就此事举行法庭听证会,为 Angela、胎儿和医院提供法律支援。在听证会上,她的家人和主治医生都作证反对进行紧急剖宫产,因为患者的生存能力很低,而且她自己也不愿进行手术。Angela 由于身体状况很差,无法在听证会上作证。一位不熟悉她情况的新生儿科医生倾向于紧急剖宫产,他仔细评估后认为胎儿存活率可以达到 60%。巧合的是,这与同样胎龄的健康孕妇的胎儿存活率相同。Angela 的肿瘤主治医生并未出庭作证,尽管他表示该手术对患者和胎儿都是不可取的。

法院最终下令进行紧急剖宫产,尽管 Angela 极力反对。医院只有一名产科医生不情愿地同意在未经患者知情同意并且违背患者意愿的情况下进行手术。在剖宫产后,胎儿据称存活了 2 小时。Angela 忍受着手术带来的痛苦,在被告知胎儿情况后的两天去世了。

最终,在 1990 年 4 月,经过一场法律博弈,美国上诉法院裁定,之前的所有决定都无效,Angela Carder 有权就她和胎儿的健康做出自己的决定。这是法院第一次做出反对强制剖宫产的裁决。该事件是美国判例法的一个里程碑,确立了孕妇决定自己进行何种医疗保健的权利。

参考文献

Lyerly AD, Little MO, and Faden RR. (2008) A critique of the fetus as patient. *American Journal of Bioethics*, 8, 42.

Puls L, Terry R, and Hunter J. (1997) Primary vaginal cancer in pregnancy: difficulty in the ethical management. *Ethics and Medicine*, 13, 56.

Raimann T. (2016) The ethics of dental treatment during pregnancy. *Journal of the American Dental Association*, 147, 689.

Thornton TE and Paltrow L. (1991) The rights of pregnant patients. Carder case brings bold policy initiatives. *HealthSpan*, 8(5), 10–16.

Weijer C. (1998) Commentary: self-interest is not the sole legitimate basis for making decisions. *British Medical Journal*, 316, 850.

延伸阅读

Flyn TR and Susarla SM. (2007) Oral and maxillofacial surgery for the pregnant patient. *Oral and Maxillofacial Surgical Clinics of North America*, 19, 207.

Zalta EN, Nodelman U, Allen C, et al. (2011) Pregnancy, birth, and medicine. Stanford Encyclopedia of Philosophy. Available online at: https://plato. stanford. edu / entries/ ethics-pregnancy/ (accessed 15 October 2017).

(廖元元　译)

2 孕期的生理变化及其后遗症

Christos A. Skouteris

在孕期发生的生理变化有激素性的和解剖性的，因此会影响到女性身体的许多器官和系统。这些生理变化有时会表现为微妙的体内平衡改变，如果不及早认识到并及时采取预防和管理措施，可能会进展为严重的、甚至危及生命的情况。怀孕会诱发心血管系统、呼吸系统、血液系统、泌尿系统、胃肠系统、肝胆系统、内分泌系统、免疫系统、皮肤系统、骨骼肌系统和心理变化，这些变化在多胎妊娠时比单胎妊娠更显著。这些变化大部分会在分娩后恢复正常。

心血管系统

心血管系统对怀孕的反应是一个动态的过程，旨在为胎儿的正常生长发育提供子宫胎盘的血液循环。心血管系统的生理学变化包括外周血管阻力、血压降低，心输出量、心率、每搏输出量增加（表2.1）。

表2.1 **孕期最显著的心血管变化**

- 外周血管阻力降低
- 心输出量增加
- 心率增加
- 每搏输出量增加
- 血压降低

由于全身血管舒张，外周血管阻力降低了约35%～40%。松弛素、孕酮和雌二醇的浓度增加是血管舒张的主要原因。松弛素是一种肽激素，在非孕期由卵巢黄体、乳房分泌，在孕期由胎盘、绒毛膜和蜕膜分泌。这种激素已被证实在孕期具有内皮依赖性血管扩张的作用，可影响小动脉的血管阻力，从而导致动脉顺应性增加。一氧化氮也被认为可通过舒张血管来降低外周血管阻力，在人体手部血流的研究中这一作用已经被证实，但在前臂血流的研究中并未被证实。外周血管阻力降低开始于孕早期，在孕中期降低更为严重，在孕晚期略有上升。

心输出量在孕早期急剧增加，并持续增加到孕中期，到孕 24 周达到比基线高出 30%～50% 的水平。对于孕晚期心输出量是否发生变化，目前医学界尚无共识。孕早期心输出量的增加是因为每搏输出量的增加，而孕晚期心输出量的增加则是由于心率的增加。在产后数周内，心输出量下降至非孕期值。心输出量的生理性增加是一种代偿机制，以抵消母体血液中氧容量的下降。任何意外都可能导致心输出量下降，都可能导致母体缺氧并损害胎儿的状况。

心率在孕早期和孕中期逐渐增加 10～20 次/分，并在孕晚期达到高峰。心率的整体增长量比基线高出 10%～20%，并在产后 2～5 天内持续增加。

每搏输出量从孕 8 周开始增加，在孕 20 周达到高峰。到了产后的第二周，它就会回落到基线水平。舒张末期容积的增长和心脏收缩力的增加，提升了射血分数，从而增加了每搏输出量。这种增加是怀孕前几周心脏和血管急剧重构的结果。在整个孕期，心脏重构表现为左心室壁厚度和左心室壁质量分别比孕前增加了 28% 和 52%，右心室质量增加了 40%。血管重塑表现为动脉顺应性的增加。主动脉增强指数是衡量动脉顺应性增加的指标，也是主动脉硬化的标志，在孕早期显著降低，在孕中期达到最低点，在孕晚期逐渐增加。

孕期血压下降，是指收缩压、舒张压、平均动脉压和中央收缩压均下降。舒张压和平均动脉压的下降幅度大于收缩压。动脉压力在孕中期下降到最低点（在基线以下 5～10 mmHg），与未怀孕值相比，血压下降大部分发生在孕早期（胎龄 6～8 周）。孕期血压下降主要是因为血管舒张，而血管舒张主要是由松弛素、孕酮、雌二醇、前列环素引起，也可能是由一氧化氮引起。

呼吸系统

孕期呼吸系统的变化对上呼吸道组织、肺及呼吸生理机能的影响相同（表 2.2、表 2.3）。上呼吸道出现了明显的黏膜改变。黏膜变得脆弱和水肿。毛细血管充血导致鼻、口咽黏膜和喉出现充血，这种状况从孕早期开始，并随着孕期的进展逐渐加重。

表2.2　　孕期呼吸系统变化:黏膜/组织

- 上呼吸道黏膜脆弱、水肿
- 胸腔扩张
- 肋骨外翻
- 横膈膜升高
- 胸腔内压力升高

表2.3　　孕期呼吸系统变化:肺/呼吸系统

- 呼吸频率不变
- 潮气量增加
- 每分钟通气量增加
- 肺总容积减少
- 肺活量不变
- 残气量减少
- 吸气储备量不变
- 呼气储备量减少
- 第1秒用力呼气量与用力肺活量的比值不变
- 产妇、胎儿的耗氧量增加
- 功能残气量下降
- 通气过度
- 代偿性呼吸性碱中毒
- 呼吸困难

呼吸系统术语:潮气量(TV):每次吸气时进入肺部的空气量;吸气储备量(IRV):最大吸气超过潮气量的空气;呼气储备量(ERV):被动呼气后因主动呼气用力排出的量;残余容积(RV):最大呼气后肺内的气量;肺活量(VC):最大吸气后尽力呼气的气量;用力肺活量(FVC):在尽可能深呼吸后用力呼出的空气量;每分钟通气量(MV):每分钟肺总通气量;功能剩余容量(FRC):被动呼气结束时肺部存在的空气量;第1秒用力呼气量(FEV1):第1秒用力呼出的最大空气量;FEV1/FVC比值:在用力呼气的第1秒内肺活量所能呼出的比例。

　　多达1/3的孕妇患有严重的鼻炎,这使得她们容易频繁发生鼻出血和上呼吸道感染。孕妇也可能发生鼻息肉和鼻窦炎,在分娩后可消退。气道传导率增加表明下呼吸道扩张。其扩张主要是孕酮、可的松和松弛素的直接作用。另一个可能的机制是通过孕酮诱导增强β肾上腺素的活性。

　　解剖性和呼吸代偿性变化是与母体和胎儿需氧量增加相应的,也可由生化和机械因素介导。这些变化是为了适应耗氧量的逐渐增加和子宫增大对身体的影响。孕妇休息时的正常耗氧量为 250 mL/min，比未怀孕时增加 20%，以满足孕妇 15% 的代谢率增长量。

在孕早期，孕妇的胸廓解剖结构发生了变化，胸部的形状随着其直径的增加而改变，直径增加约 2 cm，胸围膨胀 5～7 cm。下肋骨外翻导致膈膜上升了 4 cm。

胸廓的变化对增强呼吸有促进作用，它与子宫的变化无关。这些变化被认为是由孕酮介导的，孕酮与松弛素通过松弛韧带以增加胸腔的弹性。肋骨外翻会导致肋下角、胸部横径和胸围的增加。随着孕期的进展，横膈膜向上移位导致肺总容量减少 5%。

一般而言，孕妇呼吸系统生理保持不变的是呼吸频率、肺活量（VC）、吸气储备容量（IRV）、第一秒用力呼气量（FEV1）或 FEV1 与用力肺活量的比值以及动脉血 pH。

孕期人体的气体交换会发生明显的变化。潮气量（TV）和每分钟通气量增加了 30%～40%。每分钟通气量增加（主要是正常呼吸频率下潮气量的增加）有两个原因。首先，到孕晚期，氧气消耗量和二氧化碳产量增加了 20%～30%，在分娩期间两者增加高达 100%，人体需要增加每分钟通气量以维持正常的酸碱平衡状态。此外，黄体酮可直接刺激呼吸中枢，导致每分钟通气量进一步增加。呼气储备容量（ERV）、剩余容量（RV）和功能剩余容量（FRC）则较非孕期时下降了 20%，FRC 下降达到非妊娠值的 80%。肥胖和姿势的改变进一步影响了 FRC 的降低，孕妇仰卧时的 FRC 是坐位时的 70%。

孕期的所有这些变化都导致了机体的过度代偿，以满足母体和胎儿的呼吸需求。由此产生的过度通气导致动脉血氧分压（PaO_2）的增加和动脉血二氧化碳分压（$PaCO_2$）的降低。过度通气似乎也与脑干呼吸中枢敏感性增加有关，也与 $PaCO_2$ 和黄体酮的联合作用有关。净效应是指由于肾脏对碳酸氢盐（HCO_3^-）的排泄增加，血清 HCO_3^- 代偿性下降引起的轻度呼吸性碱中毒。

过度通气和膈肌升高是引起所谓的孕期生理性呼吸困难最可能的原因，这是 60%～70% 的孕妇会出现的疾病。它通常在孕早期的末期开始，在孕中期的发生频率增加，并在孕晚期保持稳定的发作频率。正常的孕期呼吸困难的机制尚不完全清楚，它发生在子宫仍然相对较小的时候，所以它不能仅仅归因于腹围的增加。过度通气至少可能是部分原因，孕期为满足新陈代谢增加的需求以至通气量需求增加也可能是其原因。孕期时出现的呼吸困难已被证实与低的 $PaCO_2$ 相关，而最容易出现呼吸困难的非孕期女性有相对较高的 $PaCO_2$ 基线值。虽然孕期呼吸困难通常与病理过程无关，但必须注意不要轻易忽视它，而错过心脏或肺部疾病的警告信号。

血液系统

孕妇会出现许多生理性血液学变化。其中一些变化除了有相应的临床意义外，还可能引起实验室数值的显著改变，这些变化出现在非孕妇人群时被认为是明显的异常。最显著的血液学变化总结见表 2.4。

表2.4　孕期最显著的血液学变化

- 生理性贫血
- 白细胞增多症(嗜中性粒细胞增多症)
- 血小板减少症
- 血液高凝状态
- 纤维蛋白溶解降低

血浆体积增加了 45%，原因是肾素—血管紧张素和醛固酮系统的联合作用促进了液体潴留的增加。在整个正常孕期血浆体积逐渐增加，这种增加大多发生在怀孕的第 34 周。血浆体积的增加是为了解决母体—胎儿—胎盘血液循环需求的增加。然而，红细胞的体积并没有出现明显的变化，最终结果是引起稀释性贫血（孕期生理性贫血）和血清胶体渗透压的降低（图 2.1，表 2.5）。孕期生理性贫血始于孕早期，在孕晚期更加严重。

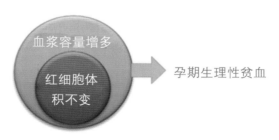

血浆容量增多

红细胞体积不变

孕期生理性贫血

■图 2.1　孕期生理性贫血

发生在孕期的白细胞增多症是由怀孕状态下的生理性应激引起的。中性粒细胞是白细胞分类中的主要类型。白细胞增多症可能是由于孕期受损的中性粒细胞凋亡以及雌激素和皮质醇水平升高作用的结果。白细胞增多症可存在于整个孕期（表 2.6）。

表2.5　血红蛋白、红细胞容积的正常范围（添加铁的参考）

检测项目	非孕期	孕早期	孕中期	孕晚期
血红蛋白（g/dL）	12.0～15.8	11.6～13.9	9.7～14.8	9.5～15.0
红细胞容积（%）	35.4～44.4	31.0～41.0	30.0～39.0	28.0～40.0

表2.6　非孕期、孕期白细胞计数和中性粒细胞计数（×10⁹/L）

表2.6　非孕期、孕期白细胞计数和中性粒细胞计数（$\times 10^9$/L）

检测项目	非孕期	孕早期	孕中期	孕晚期
白细胞计数	3.5～9.1	5.7～13.6	5.6～14.8	5.9～16.9
中性粒细胞计数	1.4～4.6	3.6～10.1	3.8～12.3	3.9～13.1

妊娠期血小板减少症在所有孕妇中的发生率约为8%，有超过70%以上的孕妇伴有血小板减少。该病的病理生理学机制尚不清楚，但某些因素似乎有助于其显现。这些因素包括血液稀释、血小板消耗量增加、血栓烷A2水平增加导致的血小板聚集增加，以及可能发生在胎盘循环中的加速血小板活化作用（表2.7）。

表2.7　非孕期、孕期的血小板计数（$\times 10^9$/L）

检测项目	非孕期	孕早期	孕中期	孕晚期
血小板计数	165～415	174～391	155～409	146～429

妊娠期血小板减少症是自限性的，可在分娩后1～2个月内消失，并且与新生儿、婴儿的不良后果无关。

血液高凝状态和纤维蛋白溶解降低是孕期最重要的血液学变化。虽然这些生理变化可能对减少分娩时的失血量很重要，但它们也会导致孕期和产后血栓栓塞的风险增加。由于雌激素水平升高介导的蛋白质合成增加，孕妇在整个孕期都处于血液高凝状态。随着孕期进展，凝血因子和天然抗凝剂的水平发生显著变化（表2.8）。

孕期人体的全身性纤溶活性明显降低。纤溶活性降低被认为是由纤溶酶原激活物的缺失引起的。最近的体外研究表明，抗磷脂抗体（aPLs）可能会干扰其固有的纤溶系统。然而，由于纤维蛋白降解产物的浓度升高，特别是D-二聚体的升高，人体局部纤溶活性的能力并没有丧失。总体模式是孕期凝血因素增加和纤溶能力降低，可避免胎盘分离的发生。

表2.8 孕期凝血因子的变化

凝血因子	水平变化
I（纤维蛋白原）	增加
II（凝血酶原）	增加
VII（稳定因子，前转变素）	增加
VIII（抗血友病因子 A）	增加
IX（抗嗜血性因子 B 或克雷斯马因子）	增加
X（Stuart-Prower 因子）	增加
XI（血浆凝血激酶前质）	增加
XII（哈格曼因子）	减少
XIII（纤维蛋白稳定因子）	减少
蛋白质 S	减少
蛋白质 C	不变
抗凝血酶 3	不变
纤溶酶原	增加
D-二聚体	增加

胃肠道

孕期的胃肠道解剖和生理性变化多与恶心、呕吐和胃灼热（心灼热）等症状有关，这些是怀孕时最常见的症状（表 2.9）。

在孕早期，50% 的孕妇会出现恶心和呕吐。

表2.9 孕期最常见的胃肠道症状

- 恶心
- 呕吐
- 胃灼热（心灼热）

另有 25% 的孕妇以恶心作为唯一的症状。大多数孕妇在末次月经后 4 周内出现恶心症状，并通常在怀孕大约 9 周时恶心程度达到高峰。60% 孕妇的恶心症状在孕早期末消退，91% 的孕妇在怀孕 20 周时消退。恶心和呕吐在年龄较大的孕妇、经产妇和有吸烟史的孕妇中并不太常见，这一观察结果可能归因于这些孕妇的胎盘体积较小。孕期出现的严重、持续的恶心和呕吐，被称为妊娠剧吐，往往发生在孕早期，持续时间长。这是一种严重的疾病，可导致严重的身体健康状态恶化和情绪改变，体重减轻，脱水，维生素 B_1、B_6 和 B_{12} 缺乏，酮症酸中毒和甲亢。

虽然孕期恶心和呕吐的原因尚不清楚，但有相关理论可以用来解释这些症状的病理生理学（表 2.10）。人类绒毛膜促性腺激素（hCG）被认为通过刺激卵巢雌激素的产生间接引起孕期恶心和呕吐，雌激素增加会引起恶心和呕吐。通过观察证实，怀有双胎或怀有葡萄胎（无胎儿）的孕妇的 hCG 水平高于其他孕妇，且伴有明显的恶心和呕吐。这也表明引起恶心和呕吐的刺激物是由胎盘而不是由胎儿产生的。

表 2.10　**孕期恶心和呕吐的原因**

- 人类绒毛膜促性腺激素
- 幽门螺杆菌
- B 族维生素缺乏
- 妊娠滋养细胞疾病
- 心理抑郁
- 大麻素呕吐综合征

幽门螺杆菌感染在孕妇中的发病率增加。一些研究表明，幽门螺杆菌的感染与妊娠剧吐的病理生理学有关。导致该病发病率增加的因素可能包括类固醇激素诱导的胃 pH 变化和/或由体液和细胞介导的免疫变化引起的易感性增加。B 族维生素缺乏可能导致这些病症，因为服用含有 B 族维生素的多种维生素可以减少恶心和呕吐的发生率。

妊娠滋养细胞疾病包括一组罕见的妊娠相关肿瘤（葡萄胎、浸润性痣、绒毛膜癌、胎盘部位滋养细胞肿瘤和上皮样滋养细胞肿瘤），与恶心和呕吐的发生率有关。这些肿瘤来源于在胎盘中生长的滋养层细胞，会产生高水平的 hCG，特别是 β-hCG，并通过刺激雌激素的生成发挥作用，如前所述。

心理因素如抑郁症，已经被认为会引起恶心和呕吐，但目前尚无足够的数据来支持这一观点。

在美国，持续恶心和呕吐的又一个原因是所谓的大麻素呕吐综合征，它通过一种未知的机制产生影响。有顽固性恶心的孕妇可考虑通过频繁热浴来缓解。鉴于美国娱乐性大麻的合法化，这种综合征的发病率预计将会上升。被诊断为大麻素呕吐综合征的孕妇，无须进行大量的诊断测试，避免使用大麻即可。

妊娠期胃灼热（心灼热）主要是胃食管反流病（GERD）的结果。孕期人体的内脏解剖结构发生改变，食道、胃和肠道的正常运动受到影响。胃食管反流病通常表现为胃灼热（心灼热），据报道 40%～85% 的孕妇在孕晚期有此表现。机械和激素因素参与了孕期 GERD 的病理生理过程（表 2.11）。

表 2.11　**孕期 GERD 的原因**

- 食管括约肌压力降低
- 腹压增加
- 胃排空缓慢

食管括约肌压力降低是因为孕酮、炔雌醇和 $17-\beta$ 雌二醇对食管括约肌的平滑肌的松弛作用。

腹压增加和妊娠子宫增大也可能导致胃食管反流病的发生。孕期子宫增大导致腹内压增加，从而压迫胃，引起反流症状。然而，这一机制并不能充分解释孕早期 GERD 的发生，那时子宫尚未达到足够大的尺寸。

胃排空缓慢是孕期胃肠道运动改变的结果，也可促使 GERD 的发生。人们对这些胃肠道运动改变背后的确切病理生理学尚未完全了解，但人们认为它们是由妊娠激素引起的，妊娠激素可能会影响肠神经和肌肉的正常功能，导致整个胃肠道的运动速度减慢。

作为胃肠道系统的一部分，肝脏在孕期也发生了一定的改变，表现为肝功能的变化。肝功能检测值与未怀孕值相比，这些变化具有代表性（表 2.12）。孕期肝功能的生理性变化通常是短暂的，产后可自行纠正。

表 2.12　**孕期血清肝功能试验的正常变化**

检验项目	孕早期	孕中期	孕晚期
白蛋白	减少	减少	减少
ALT	WNL 或轻微变化	WNL 或轻微变化	WNL 或轻微变化
AST	WNL 或轻微变化	WNL 或轻微变化	WNL 或轻微变化
总胆红素	减少	减少	减少
ALP	WNL 或轻微变化	WNL 或增加	增加
GGT	WNL 或轻微变化	减少	减少
5′NT	WNL 或轻微变化	WNL 或增加	WNL 或轻微变化

续表

检验项目	孕早期	孕中期	孕晚期
TBA（禁食状态）	WNL 或轻微变化	WNL 或轻微变化	WNL 或轻微变化
PT	WNL 或轻微变化	WNL 或轻微变化	WNL 或轻微变化

5′NT，5′-核苷酸酶；ALP，碱性磷酸酶；ALT，丙氨酸转氨酶；AST，天冬氨酸转氨酶；GGT，谷氨酰转肽酶；PT，凝血酶原时间；TBA，总胆汁酸；WNL，在正常范围内参照正常非孕妇值。

注意：当血清 ALT、AST、GGT 活性增加，血清总胆红素或空腹时总胆汁酸浓度增加时，应考虑病理变化，并作进一步评估。

泌尿生殖系统

怀孕会影响泌尿系统的解剖和功能（表 2.13，表 2.14）。

表2.13　孕期泌尿生殖系统的解剖学变化

- 肾脏体积增大
- 肾盏扩张
- 肾盂扩张
- 输尿管扩张

表2.14　孕期泌尿生殖系统的功能变化

- 肾血浆流量（RPF）增加
- 总体液增加
- 肾小球滤过率（GFR）增加
- 尿蛋白排泄增加
- 糖尿增加
- 氨基酸尿增加

肾脏增大了 1～1.5 cm。肾脏血管和间质间隙的体积增加，使肾脏的体积增加了 30%。肾脏大小也受输尿管积水和肾积水的影响，继发于肾盏、肾盂和输尿管扩张，扩张的原因是由于孕酮作用和输尿管机械性梗阻。高达 80% 的孕妇出现输尿管积水和肾积水，受肾盂与髂血管和卵巢血管的解剖关系的影响，右侧积水更明显。这些变化可以在孕中期的超声检查中看到，并且可能要到产后 6～12 周才能消失。

肾血浆流量（RPF）的增加是由于心排血量增加和全身血管舒张。

总体液增加的部分原因是肾素—血管紧张素—醛固酮系统（RAAS）活性增加的结果。这种活性增加的刺激因素之一可能是全身血管舒张，全身血管舒张会造成相对较低的体积和压力，增加了 RAAS 的活性，从而导致体内潴留约 900～1000 mEq 的钠，总体液增加 6～8 L，其中 4～6 L 位于细胞外间隙。

最早的肾脏改变之一是肾小球滤过率（GFR）的显著上升。在一项对 11 名健康妇女的简短研究中，戴维森和诺布尔（1981）记录了孕前（月经周期）、受孕到孕 16 周采用 24 小时尿液收集的肌酐清除率的一系列测量值。GFR 上升到非孕期水平的 40%～50% 并达到峰值。由于肾小球滤过率、肌酐清除率、尿酸和尿素增加，从而导致血清肌酐、尿酸和血尿素氮的下降（表 2.15）。GFR 的增加与 RPF 的增加有关，但这种关联在整个孕期并不稳定。黄体期黄体酮也可能在增加 RPF 和 GFR 中发挥作用，其作用可能在孕期继续发挥。

表2.15　孕期实验室平均值

实验室变量	未怀孕	孕早期	孕中期	孕晚期
血浆渗透压（mOsm/kgH$_2$O）	275～295	275～280	276～289	278～280
血清钠（mEq/L）	136～146	133～148	129～148	130～148
血清钾（mEq/L）	3.5～5.0	3.6～5.0	3.3～5.0	3.3～5.1
血清碳酸氢盐（mmol/L）	22～30	20～24	20～24	20～24
血清肌酐（mg/dL）	0.5～0.9	0.4～0.7	0.4～0.8	0.4～0.9
血尿素氮（mg/dL）	7～20	7～12	3～13	3～11
尿酸（mg/dL）	2.5～5.6	2.0～4.2	2.4～4.9	3.1～6.3

孕期尿蛋白排泄增加。与孕期相比，孕妇总蛋白排泄和尿白蛋白排泄都增加了，特别是在孕 20 周后。GFR 的增加和可能的尿路扩张以及肾小球电荷选择性的改变也可能导致生理性妊娠期蛋白尿和白蛋白尿。基于纵向研究以及较小的横向研究的结果评估，妇女孕前、孕期和产后三个时期的平均 24 小时总蛋白和白蛋白排泄分别为 200 mg 和 12 mg，上限为 300 mg 和 20 mg。蛋白尿超过 300 mg/24h 是病理性的，值得及时关注。

糖尿发生在正常孕期，与非孕期个体排出的少量葡萄糖量（<125 mg/天）相比，孕晚期尿液中排出的葡萄糖量增加了数倍。正常情况下，葡萄糖被自动过滤，并几乎被近

端小管中的钠耦合主动转运完全重新吸收，少量的葡萄糖也被集合管吸收。在孕期，血浆体积的增加会导致 GFR 的增加和小管液流速增加。这种增加的流速可能会限制近端肾小管完全重新吸收葡萄糖的能力，从而导致孕期的生理性糖尿。

氨基酸尿是指尿液中存在氨基酸。非孕妇的尿液中含有少量的氨基酸。在怀孕期间，丙氨酸、甘氨酸、组氨酸、丝氨酸和苏氨酸的排泄率增加。这种选择性孕期氨基酸尿的机制尚不清楚。

内分泌系统

孕期机体的内分泌调节除了与下丘脑、垂体、甲状旁腺、甲状腺、肾上腺和卵巢的功能有关，还与胎儿—胎盘—母体的相互作用有关。除了雌激素和孕激素在其他器官系统中触发的生理变化外，胎盘的激素作用在激活和调节孕期内分泌变化方面也至关重要。生理性内分泌调节是解剖性的也是功能性的（表 2.16）。

表2.16　孕期内分泌变化

解剖学
- 垂体大小增加
- 甲状腺的大小略有增大
- 甲状旁腺大小增加
- 肾上腺大小不变
- 胰腺大小不变

功能
- 垂体：ACTH、催乳素水平升高
- 生长激素在正常范围内
- 甲状腺：TSH 降低，TBG，总 T3、T4 水平*增加
- 甲状旁腺：PTH 稳定
- 肾上腺：醛固酮和皮质醇水平升高
- 胰腺：胰岛素浓度增加

ACTH，促肾上腺皮质激素；PTH，甲状旁腺激素；TBG，甲状腺素结合球蛋白；TSH，促甲状腺激素。
*游离 T3 和 T4 水平保持不变。

整个孕期，脑垂体增大 2～3 倍。在产后的第一天，产妇垂体大小的峰值可达到 12 mm，但随后迅速退化并在产后 6 个月达到正常大小。这种增大主要是由雌激素刺激的垂体催乳素产生的细胞肥大和增生引起的。产妇的血浆催乳素水平与整个孕期垂体大

小的增加相关联。妊娠显著影响下丘脑—垂体—肾上腺轴，导致皮质醇和促肾上腺皮质激素（ACTH）循环增加。在妊娠期间，在胎盘催乳素（HPL）干扰最小的情况下，使用敏感放射免疫法测量的血清生长激素（GH）水平在正常范围内。

甲状腺血管供应增加、腺体增生是由于甲状腺激素需求增加，并因此导致孕期甲状腺的体积略有增加。甲状腺激素 T_3 和 T_4 的产生增加了约 50%。因此，孕期正常的促甲状腺激素（TSH）水平低于正常的非孕期水平。总 T3 和 T4 水平增加，但不会导致甲状腺机能亢进，这与甲状腺素结合球蛋白（TBG）的增加相关。

甲状旁腺的大小略有增加，但孕妇甲状旁腺激素（PTH）在孕期保持稳定。

孕妇的肾上腺在孕期没有发生形态学变化。血浆肾上腺类固醇水平随妊娠期而升高。血浆和尿游离皮质醇增加 2～3 倍，但孕妇通常不表现出任何明显的高皮质醇增多症的临床特征。孕期肾素和血管紧张素水平升高，导致血管紧张素 II 水平升高、醛固酮水平明显升高。

孕期胰腺最重要的功能是调节胰岛素对营养物质的反应。空腹血浆胰岛素在孕期逐渐增加——到孕晚期，其水平是孕前的两倍。正常孕期，尽管胰岛素敏感性下降，口服和静脉注射葡萄糖耐量仅轻微受损。造成这种现象的主要机制是 β 细胞分泌胰岛素逐渐增加。孕期胰岛素分泌增加的机制尚不清楚。一个主要的促成因素是 β 细胞质量增加，包括细胞的异常增生和肥大。尽管孕晚期空腹血糖浓度正常或降低，但 β 细胞质量的增加可导致空腹胰岛素浓度的增加，以及孕期胰岛素对葡萄糖的反应的增强（是非孕期水平的 2～3 倍以上）。

免疫系统

孕期母体的免疫系统也发生改变，以促进机体主动地耐受半同种异体胎儿。这些改变包括局部免疫反应的改变，即子宫黏膜的改变（经期蜕膜），以及外周免疫反应的改变（表 2.17）。与非孕期状态相比，细胞介导免疫和体液免疫均表现出孕期的适应性改变。

表 2.17　**孕期的免疫变化**

- 巨噬细胞增加
- 中性粒细胞增加
- 未成熟树突状细胞（iDC）减少
- 自然杀伤细胞（NK）减少
- 调节性 T 细胞（Treg）增加

虽然孕酮似乎具有免疫抑制特性，但怀孕状态与免疫抑制相关的概念并没有得到医学和进化论证据的支持。母体—胎儿—胎盘轴提供了一个主动的免疫系统，它可能改变母体对环境的反应方式。因此，我们可以认为怀孕是一种独特的免疫状态，免疫可以被调节，但没有被抑制。这种免疫调节在孕期的作用是，一方面，通过在母体子宫内创造一个短暂的耐受微环境来维持妊娠；另一方面，保护母体和胎儿免受感染。未成熟树突状细胞（iDC）、自然杀伤细胞（NK）和 T 细胞（Treg）通过防止胎儿的排斥反应，对维持妊娠和母体免疫耐受尤为重要。细胞介导和体液免疫在保护母体和胎儿免受病毒和其他病原体感染方面起着至关重要的作用。

细胞免疫

细胞介导免疫表现为淋巴细胞识别细胞内的病原体，然后破坏被感染的宿主细胞。细胞介导免疫和体液免疫的区别在于，在细胞介导免疫中，免疫应答是由 T 辅助型 Ⅰ（Th1）淋巴细胞和 Th1 相关细胞因子刺激的。细胞毒性 T 淋巴细胞是识别受感染细胞表面的外来抗原以及病毒和其他细胞内病原体的主要免疫细胞。细胞介导的免疫反应对使病原体不与抗体结合，这对人体来说至关重要。

体液免疫

体液或抗体介导的免疫是由特异性抗体病原体识别触发的。体液免疫对细胞外病原体最有效，并在对抗许多细菌感染中起着关键作用。抗体包被的细菌介导吞噬细胞通过直接摄取（包括中性粒细胞和巨噬细胞）病原体来控制感染。巨噬细胞表面的细菌抗原刺激病原体的 B 淋巴细胞，随后 B 细胞产生抗体以控制感染。

这种体液免疫反应被辅助 T 细胞 Ⅱ 型（Th2）淋巴细胞增强，它也刺激和诱导 B 细胞应答。孕期的 Th2 应答导致对病原体强烈的抗体介导免疫。

无论母体的免疫反应调节如何，大多数孕妇都经历了健康的怀孕周期，这表明免疫变化并不会显著影响母体的完整性。然而，已有研究表明，孕妇对某些感染更为敏感。例如，孕妇在感染脊髓灰质炎病毒或甲型肝炎病毒后患临床疾病的风险就会增加。怀孕也被证实会增加巨细胞病毒、单纯疱疹病毒和疟疾感染的可能性。孕妇免疫反应也反映在自身免疫性疾病的变化上。类风湿性关节炎通常在妊娠期间得到改善，而系统性红斑狼疮的发病率急剧增加。然而，怀孕不意味着更容易感染传染病；免疫系统调节所导致的不同反应，不仅取决于微生物的类型，也取决于怀孕的阶段。

皮肤

孕妇的激素状态导致了许多皮肤方面的生理变化。虽然这在孕期很常见，但它们可能会引起孕妇相当大的不适和忧虑，不应与真正的皮肤病相混淆。

色素沉着过度主要表现为出现黑线（沿腹部中线从耻骨到脐）、乳晕颜色变深、黄褐斑（也称妊娠面具，黑色、不规则、界限清楚的色素斑常见于上脸颊、鼻子、嘴唇和前额）、原有痣变大或变暗（常见的是乳房和腹部上的痣随着皮肤的膨大而生长，但最近的研究表明，怀孕不会引起痣的明显生理变化）、外阴黑素症（明显着色的不规则斑点，临床类似恶性黑色素瘤，出现在外阴）。

膨胀纹（妊娠纹），出现在腹部、臀部、乳房、大腿或手臂，呈粉紫色的萎缩纹或带状纹。妊娠纹的原因是多因素的，包括身体因素（例如皮肤的实际拉伸）和激素因素（例如肾上腺皮质类固醇、雌激素和松弛素对皮肤弹性纤维的影响）。孕晚期，高达90%的孕妇会出现妊娠纹。

1/5的孕妇出现妊娠瘙痒，表现为严重瘙痒，无相关皮疹，继发于肝内胆汁淤积和胆盐潴留，被认为是由雌激素、环境因素和营养因素引起。妊娠引起的黄疸约占孕妇黄疸病例的20%。妊娠瘙痒通常发生在孕中期后期（20%）和孕晚期（80%），并在分娩前的最后一个月达到高峰。手掌和脚底经常受到影响，当瘙痒遍及全身时，它与继发性皮肤抓痕有关。

头发变化表现为孕期的多毛症（面部、四肢和背部由内分泌变化引起）和产后休止期脱发。产后休止期脱发特征是在产后1～5个月发生头发过度脱落。这种情况并不罕见，可见于40%～50%的孕妇受影响。然而，就像怀孕期间的大多数变化一样，它有自限性，并在3～6个月后消失。

孕期的指甲变化临床上表现为脆性增加、横向凹槽、末端甲裂（指甲板从远端游离缘开始自发分离，近端进展）、纵向黑甲（正常指甲板的黑色或棕色色素沉着）和指甲下角化过度（由于甲床和甲下皮的角质形成，细胞过度增生，导致甲下脱落）。

孕期的血管改变与蜘蛛样毛细血管扩张症、手掌红斑、隐静脉曲张、外阴和痔疮静脉曲张、水肿（面部、眼睑和四肢）、阴道红斑（查德威克氏征）和宫颈蓝色变色（古德尔氏征）有关。血管舒缩不稳定也可能导致面部潮红、皮肤划痕症、冷热感觉异常和大理石皮肤，大理石皮肤的特征是对寒冷的过度反应导致的蓝色皮肤变色。

小汗腺活性增加（多汗症），可能是由于甲状腺活性的增加；而大汗腺活性降低（少汗症和大汗腺分泌减少），可能是激素变化的结果。由于卵巢和胎盘雄激素的增加，皮脂腺的活性增加（孕晚期），从而导致大多数孕妇所说的"油腻皮肤"。

肌肉骨骼系统

在孕晚期，体重增加、激素变化和生物力学适应会对中轴骨骼和骨盆造成相当大的功能压力。因此，肌肉骨骼系统以多种方式受到影响。

- 一些关节受力增加到两倍。
- 通过腰部前凸、颈部屈曲和肩下垂改变重心，以平衡子宫增大。
- 腹部肌肉拉伸、削弱和分离，中性姿势受干扰，脊柱旁肌置于增加的张力下。
- 骶髂关节和耻骨联合的宽度和活动度增加，为胎儿阴道分娩作准备。
- 骨盆前倾倾斜度显著增加，同时髋关节伸肌、外展肌和踝关节足底屈肌的使用增加。

身体体质和重心的变化可能导致短暂的协调性下降，使孕妇容易因失去平衡和跌倒而遭受轻微创伤，如挫伤和瘀伤。

心理和行为改变

怀孕是一个女人生命中的一个非常重要的篇章。产妇的生理机能的变化直接影响着孕期和哺乳期的人格和行为模式。心理变化和相关的行为不仅是由子宫增大和激素水平触发的，也与女性的文化水平有关。Sjogren 等人（2000）使用卡罗林斯卡人格量表（KSP）对 200 名孕早期、孕晚期以及产后 3 个月和 6 个月女性进行研究（15 个项目）。这些项目包括：

- 躯体焦虑
- 肌肉张力
- 心理焦虑
- 精神衰弱
- 攻击性抑制
- 冲动
- 避免孤独

- 社交

- 冷漠

- 频繁社交

- 间接攻击

- 语言攻击

- 易怒

- 怀疑

- 内疚

作者的结论是："虽然大多数人的性格特征在第一次怀孕和哺乳期是稳定的，但一些重要的变化发生在生活方式上，其特点是更少的焦虑，更冷静，更能容忍单调，并增加社交互动。这些适应似乎发生在分娩和哺乳的前几周，并对母亲角色的发展有意义。母乳喂养似乎促进了生命这一阶段的个性特征。"

维克伦德等人（2009）以 KSP 为基础，研究了母亲人格的变化与分娩模式的关系。他们的结论是："人格可能是影响妇女对分娩方式的看法的其他因素之一，尽管人格因素对手术分娩没有保护作用。"对于一些具有高度完整性的女性来说，自然的阴道分娩可能会被认为是不体面的和可怕的。女性在这种情况下的自主权很难被忽视，因为我们知道，成为母亲的过程有时也是一个角色冲突的时期，因为新角色的责任多样化。"研究表明，心理和行为模式在孕期是不同的。在前三个月，大多数孕妇对怀孕是兴奋的，有的孕妇对于没有按计划怀孕感到担心，也有的孕妇对怀孕计划是既兴奋又担心的矛盾心理。

孕妇对自己应对分娩和照顾新生儿的能力也可能会产生担忧。孕中期经常被描述为一个心理健康的时期。在这段时间里，孕妇也会被认为是自私的和内向的。随着怀孕的进行，女性可能会对自己体型的变化产生积极或消极的情绪。在孕晚期，孕妇开始对分娩感到焦虑，可能会担心与伴侣、家人、朋友的关系发生变化，以及有经济上的担忧。与此同时，孕妇可能会对她的孩子即将出生和她生命的一个新阶段的开始感到兴奋。

> 注意：了解孕期发生的生理变化对孕妇进行适当的口腔疾病和医疗管理来说是至关重要的。错误地认为生理变化是病理的，可能会导致不必要的转诊和延迟或拒绝治疗，可能不利于母体和胎儿的健康，特别是当孕妇需要紧急、预防性或恢复性治疗时。最后，应该注意的是，由于 30 岁以后怀孕的孕妇比例在近十年有所增加，高龄孕妇的各种生理变化可能有不同的临床表达，这主要是因为她们很可能有基础疾病。

参考文献

Davison JM, Noble MC. （1981） Serial changes in 24 hour creatinine clearance during normal menstrual cycles and the first trimester of pregnancy. *British Journal of Obstetrics and Gynaecology*, 88, 10.

Sjogren B, Widstr.m AM, Edman G, et al. （2000） Changes in personality pattern during the first pregnancy and lactation. *Journal of Psychosomatic Obstetrics and Gynecology*, 21, 31.

Wiklund I, Klundi I, Edman G, et al. （2009） First-time mothers and changes in personality in relation to mode of delivery. *Journal of Advanced Nursing*, 65, 1636.

延伸阅读

Abrams ET and Miller EM. （2011） The roles of the immune system in women's reproduction. Evolutionary constraints and life history trade-offs. *American Journal of Physical Anthropology*, 146, 134.

Airoldi J and Weinstein L. （2007） Clinical significance of proteinuria in pregnancy. *Obstetrics and Gynecology Survey*, 62, 117.

Ali RAR and Egan LJ. （2007） Gastroesophageal reflux disease in pregnancy. *Best Practice and Research in Clinical Gastroenterology*, 21, 793.

Alto WA. （2005） No need for glycosuria/ proteinuria screen in pregnant women. *Journal of Family Practice*, 54, 978.

Baeyens L, Hindi S, Sorenson, RL, et al. （2016）β-Cell adaptation in pregnancy. Diabetes, *Obesity and Metabolism*, 18, 63.

Berg G, Hammar M and Moller-Nielsen J. （1988） Low back pain during pregnancy. *Obstetrics and Gynecology*, 71.

Berghout A and Wiersinga W. （1998） Thyroid size and thyroid function during pregnancy, an analysis. *European Journal of Endocrinology*, 138, 536.

Bernstein IM, Ziegler W, and Badger GJ. （2001） Plasma volume expansion in early pregnancy. *Obstetrics and Gynecology*, 97, 669.

Bliddal M, Pottegard A, Kirkegaard H, et al. （2016） Association of pre-pregnancy body mass index, pregnancy-related weight changes, and parity with the risk of developing degenerative musculoskeletal conditions. *Arthritis and Rheumatism*, 68（5）, 1156–1164.

Bremme KA. （2003） Haemostatic changes in pregnancy. *Best Practice and Research in Clinical Gastroenterology*, 16, 152.

Chandra S, Tripathi AK, Mishra S, et al. （2012） Physiological changes in hematological parameters during pregnancy. *Indian Journal of Hematology and Blood Transfusion*, 28, 144–146.

Charan M and Katz PO. （2001） Gastroesophageal reflux disease in pregnancy. *Current Treatment Options in Gastroenterology*, 4, 73.

Chen SJ, Liu YL, and Sytwu HK. （2012） Immunologic regulation in pregnancy. From mechanism to therapeutic strategy for immunomodulation. *Clinical and Developmental Immunology*, 2012, 1.

Cheung KL and Lafayette RA. (2013) Renal physiology of pregnancy. *Advances in Chronic Kidney Disease*, 20, 209.

Chung E and Leinwand LA. (2014) Pregnancy as a cardiac stress model. *Cardiovascular Research*, 101, 561.

Cunningham FG. (2010) Laboratory values in normal pregnancy, in Protocols for High-Risk Pregnancies, 5th edn (eds JT Qeenan, JC Hobbins JC, CY Spong), Blackwell Science, Oxford.

Dahlgren J. (2006) Pregnancy and insulin resistance. *Metabolic Syndrome and Related Disorders*, 4, 149.

Dinc H, Esen F, Demirci A, et al. (1998) Pituitary dimensions and volume measurements in pregnancy and post partum. MR assessment. *Acta Radiologica*, 39, 64.

Ellegard EK. (2003) The etiology and management of pregnancy rhinitis. *American Journal of Respiratory Medicine*, 2, 469.

Fadel HE, Northrop G, Misenhimer HR, et al. (1979) Normal pregnancy, a model of sustained respiratory alkalosis. *Journal of Perinatal Medicine*, 7, 195.

Feldt-Rasmussen U and Mathiesen ER. (2011) Endocrine disorders in pregnancy, physiological and hormonal aspects of pregnancy. *Best Practice and Research in Clinical Endocrinology and Metabolism*, 25, 875.

Fernández-Suárez A, Pascual VT, Gimenez MT, et al. (2003) Immature granulocyte detection by the SE-9000 haematology analyser during pregnancy. *Clinical and Laboratory Hematology*, 25, 347.

Fowden AL, Sferruzzi-Perri AN, Coan PM, et al. (2009) Placental efficiency and adaptation. *Endocrine regulation. Journal of Physiology*, 587, 3459.

Galli JA, Sawaya RA, and Friedenberg FK. (2011) Cannabinoid hyperemesis syndrome. *Current Drug Abuse Reviews*, 4, 241.

Gilroy RJ, Mangura BT, and Lavietes MH. (1988) Rib cage and abdominal volume displacements during breathing in pregnancy. *American Review of Respiratory Disease*, 137, 668.

Golberg D, Szilagyi A, and Graves L. (2007) Hyperemesis gravidarum and Helicobacter pylori infection. A systemic review. *Obstetrics and Gynecology*, 110, 695.

Goldsmith LT and Weiss G. (2009) Relaxin in human pregnancy. *Annals of the New York Academy of Science*, 1160, 130.

Grindheim G, Estensen ME, Langesaeter E, et al. (2011) Changes in blood pressure during healthy pregnancy. a longitudinal cohort study. *Journal of Hypertension*, 30, 342.

Grindheim G, Toska K, Estensen ME, et al. (2012) Changes in pulmonary function during pregnancy: a longitudinal cohort study. *British Journal of Obstetrics and Gynaecology*, 119, 94.

Hall ME, George EM, and Grangerb JP. (2011) The heart during pregnancy. *Revista Espagnola de Cardiologia*, 64, 1045.

Hauguel-de Mouzon S and Lassance L. (2015) Endocrine and metabolic adaptations to pregnancy: impact of obesity. *Hormone Molecular Biology and Clinical Investigation*, 24, 65.

Hegewald MJ and Crapo RO. (2011) Respiratory physiology in pregnancy. *Clinics in Chest Medicine*, 32, 1.

Hershman JM. (1999) Human chorionic gonadotropin and the thyroid. Hyperemesis gravidarum and trophoblastic tumors. *Thyroid*, 9, 653.

Higby K, Suiter CR, Phelps JY, et al. (1994) Normal values of urinary albumin and total protein excretion during pregnancy. *American Journal of Obstetrics and Gynecology*, 171, 984.

Holmgren K and Uddenberg N. (1993) Ambivalence during early pregnancy among expectant mothers. *Gynecology and Obstetrics Investigation*, 36, 15.

Howie PW. (1979) Blood clotting and fibrinolysis in pregnancy. *Postgraduate Medical Journal*, 55, 362.

Hsu P and Nanan RK. (2014) Innate and adaptive immune interactions at the fetal maternal interface in healthy human pregnancy and pre-eclampsia. *Frontiers of Immunology*, 5, 125.

Hussein W and Lafayette RA. (2014) Renal function in normal and disordered pregnancy. *Current Opinion in Nephrology and Hypertension*, 23, 46.

Hytten FE and Cheyne GA. (1972) The aminoaciduria of pregnancy. *British Journal of Obstetrics and Gynaecology*, 79, 424.

James AH. (2009) Pregnancy-associated thrombosis. *Hematology*, 2009, 277.

Jamjute P, Ahmad A, Ghosh T, et al. (2009) Liver function test and pregnancy. *Journal of Maternal, Fetal and Neonatal Medicine*, 22, 274.

Jensen D, Duffin J, Lam YM, et al. (2008) Physiological mechanisms of hyperventilation during human pregnancy. *Respiratory Physiology and Neurobiology*, 161, 76.

Jeyabalan A and Lain KY. (2007) Anatomic and functional changes of the upper urinary tract during pregnancy. *Urologic Clinics of North America*, 34, 1.

Jones SV, Ambros-Rudolph C, and Nelson-Piercy C. (2014) Skin disease in pregnancy. *British Medical Journal*, 348, 6.

Kocak I, Akcan Y, Ustun C, et al. (1999) Helicobacter pylori seropositivity in patients with hyperemesis gravidaum. *International Journal of Gynaecology and Obstetrics*, 66, 251.

Kolarzyk E, Szot WM, and Lyszczarz J. (2005) Lung function and breathing regulation parameters during pregnancy. *Archives of Gynecology and Obstetrics*, 272, 53.

Kramer J, Bowen A, Stewart N, et al. (2013) Nausea and vomiting of pregnancy. prevalence, severity and relation to psychosocial health. *American Journal of Maternal/Child Nursing*, 38, 21.

Kühl C. (1991) Insulin secretion and insulin resistance in pregnancy and GDM. Implications for diagnosis and management. *Diabetes*, 40, 18.

Kurien S, Kattimani VS, Sriram R, et al. (2013) Management of pregnant patient in dentistry. *Journal of International Oral Health*, 5, 88.

Lanciers S, Despinasse B, Mehta DI, et al. (1999) Increased susceptibility to Helicobacter pylori infection in pregnancy. *Infectious Diseases in Obstetrics and Gynecology*, 7, 195.

Leber A, Teles A, and Zenclussen AC. (2010) Regulatory T cells and their role in pregnancy. *American Jour-*

nal of Reproductive Immunology, 63, 445.

Lee NM and Saha S. (2011) Nausea and vomiting of pregnancy. *Gastroenterology Clinics of North America*, 40, 309.

Lee RV. (2000) Symptoms produced by normal physiologic changes in pregnancy, in Medical Care of the Pregnant Patient (eds RV Lee, K Rosene-Montella, LA Barbour, et al.), ACP-ASIM, Philadelphia, 52–67.

Lindsay JR and Nieman LK. (2006) Adrenal disorders in pregnancy. *Endocrinology and Metabolism Clinics of North America*, 35, 1.

LoMauro A and Aliverti A. (2015) Respiratory physiology of pregnancy. *Breathe*, 11, 297.

L.nberg U, Damm P, Andersson AM, et al. (2003) Increase in maternal placental growth hormone during pregnancy and disappearance during parturition in normal and growth hormone-deficient pregnancies. *American Journal of Obstetrics and Gynecology*, 188, 247.

Longo LD. (1983) Maternal blood volume and cardiac output during pregnancy, a hypothesis of endocrinologic control. *American Journal of Physiology*, 245, R720.

Lukaski HC, Siders WA, Nielsen EJ, et al. (1994) Total body water in pregnancy, assessment by using bioelectrical impedance. *American Journal of Clinical Nutrition*, 59, 578.

MacLean MA, Wilson R, Thomson JA, et al. (1992) Immunological changes in normal pregnancy. *European Journal of Obstetrics, Gynecology and Reproductive Biology*, 43, 167.

Maharajan A, Aye C, Ratnavel R, et al. (2013) Skin eruptions specific to pregnancy, an overview. *Obstetrician and Gynaecologist*, 15, 233.

Mahendru AA, Everett TR, Wilkinson IB, et al. (2014) A longitudinal study of maternal cardiovascular function from preconception to the postpartum period. *Journal of Hypertension*, 32, 849.

Mastorakos G and Ilias I. (2000) Maternal hypothalamic-pituitary-adrenal axis in pregnancy and the postpartum period. Postpartum-related disorders. *Annals of the New York Academy of Science*, 900, 95.

Matthews A, Dowswell T, Haas DM, et al. (2010) Interventions for nausea and vomiting in early pregnancy. *Cochrane Database of Systematic Reviews*, 9, CD007575.

Matthews JH, Benjamin S, Gill DS, et al. (1990) Pregnancy-associated thrombocytopenia, definition, incidence and natural history. *Acta Haematologica*, 84, 24.

Maul H, Longo M, Saade GR, et al. (2003) Nitric oxide and its role during pregnancy. From ovulation to delivery. *Current Pharmaceutical Design*, 9, 3590.

Maynard SE and Thadhani R. (2009) Pregnancy and the kidney. *Journal of the American Society of Nephrology*, 20, 14.

Meah VL, Cockcroft JR, Backx K, et al. (2016) Cardiac output and related haemodynamics during pregnancy: a series of meta-analyses. *Heart*, 102, 490.

Minakami H, Kuwata T, and Sato I. (1996) Gestational thrombocytopenia: is it new? *American Journal of Obstetrics and Gynecology*, 175, 1676.

Molberg P, Johnson C, and Brown TS. (1994) Leukocytosis in labor: what are its implications? *Family Practice*

Research Journal, 14, 229.

Mor G and Cardenas I. (2010) The immune system in pregnancy, a unique complexity. *American Journal of Reproductive Immunology*, 63, 425.

Morelli SS, Mandal M, Goldsmith LT, et al. (2015) The maternal immune system during pregnancy and its influence on fetal development. *Research and Reports in Biology*, 6, 171.

Neilson JP. (2008) Interventions for heartburn in pregnancy (review). *Cochrane Database of Systematic Reviews*, 4, CD007065.

Niebyl JR. (2010) Nausea and vomiting in pregnancy. *New England Journal of Medicine*, 363, 1544.

Niebyl JR and Goodwin TM. (2002) Overview of nausea and vomiting of pregnancy with an emphasis on vitamins and ginger. *American Journal of Obstetrics and Gynecology*, 186, 253.

Odutayo A and Hladunewich M. (2012) Obstetric nephrology. Renal hemodynamic and metabolic physiology in normal pregnancy. *Clinical Journal of the American Society of Nephrology*, 7, 2073.

Olophant SS, Nygaard IE, Zong W, et al. (2014) Maternal adaptations in preparation for parturition predict uncomplicated spontaneous delivery outcome. *American Journal of Obstetrics and Gynecology*, 211, 630.

Page EW and Page EP. (1953) Leg cramps in pregnancy. *Obstetrics and Gynecology*, 1, 94.

Patterson DA, Smith EL, Monahan M, et al. (2010) Cannabinoid hyperemesis and compulsive bathing: a case series and paradoxical pathophysiological explanation. *Journal of the American Board of Family Medicine*, 23, 790.

Perepu U and Rosenstein L. (2013) Maternal thrombocytopenia in pregnancy. *Proceedings in Obstetrics and Gynecology*, 3, 6.

Poole JA and Claman HN. (2004) Immunology of pregnancy. Implications for the mother. *Clinical Reviews in Allergy and Immunology*, 26, 161.

Pramanik SS, Pramanik T, Mondal SC, et al. (2007) Number, maturity and phagocytic activity of neutrophils in the three trimesters of pregnancy. *Eastern Mediterranean Health Journal*, 13, 862.

Racicot K, Kwon JY, Aldo P, et al. (2014) Understanding the complexity of the immune system during pregnancy. *American Journal of Reproductive Immunology*, 72, 107.

Rasmussen PE and Nielsen FR. (1988) Hydronephrosis during pregnancy: a literature survey. *European Journal of Obstetrics, Gynecology and Reproductive Biology*, 27, 249.

Richter JE. (2005) The management of heartburn in pregnancy. *Alimentary Pharmacology and Therapeutics*, 22, 749.

Robinson DP and Klein SL. (2012) Pregnancy and pregnancy-associated hormones alter immune responses and disease pathogenesis. *Hormones and Behavior*, 62, 263.

Sanghavi M and Rutherford JD. (2014) Cardiovascular physiology of pregnancy. *Circulation*, 130, 1003.

Scriven MW, Jones DA, and McKnight L. (1995) Current concepts review. Musculoskeletal considerations in pregnancy. *Journal of Bone and Joint Surgery America*, 77, 1465.

Sharma JB, Sharma S, Usha BR, et al. (2016) Cross-sectional study of serum parathyroid hormone level in highrisk pregnancies as compared to nonpregnant control. *Indian Journal of Endocrinology and Metabolism*, 20, 92.

Sifakis S and Pharmakides G. (2000) Anemia in pregnancy. *Annals of the New York Academy of Science*, 900, 125.

Silasi M, Cardenas I, Kwon JY, et al. (2015) Viral infections during pregnancy. *American Journal of Reproductive Immunology*, 73, 199.

Soma-Pillay P, Nelson-Piercy C, Tolppanen H, et al. (2016) Physiological changes in pregnancy. *Cardiovascular Journal of Africa*, 27, 89.

Stagnaro-Green A, Abalovich M, Alexander E, et al. (2011) Guidelines of the American Thyroid Association for the diagnosis and management of thyroid disease during pregnancy and postpartum. *Thyroid*, 21, 1081.

Stjernholm YV, Nyberg A, Cardell M, et al. (2016) Circulating maternal cortisol levels during vaginal delivery and elective cesarean section. *Archives of Gynecology and Obstetrics*, 294, 267.

Tenholder MF and South-Paul JE. (1989) Dyspnea in pregnancy. *Chest*, 96, 381.

Thornburg KL, Jacobson SL, Giraud GD, et al. (2000) Hemodynamic changes in pregnancy. *Seminars in Perinatology*, 24, 11.

Thornton P and Douglas J. (2010) Coagulation in pregnancy. *Best Practice and Research in Clinical Obstetrics and Gynaecology*, 24, 339.

Tunzi M and Gray GR. (2007) Common skin conditions during pregnancy. *American Family Physician*, 75, 211.

Uchikova EH and Ledjev II. (2005) Changes in haemostasis during normal pregnancy. *European Journal of Obstetrics, Gynecology and Reproductive Biology*, 119, 185.

Vaidya B, Negro R, Poppe K, et al. (2011) Thyroid and pregnancy. *Journal of Thyroid Research*, 2011, 1.

Zito PM and Bartling SJ. (2016) Dermatologic changes in pregnancy. *International Journal of Childbirth Education*, 31, 38.

（周艳勤　译）

3 孕期生理变化对口腔管理的影响

Christos A. Skouteris

孕期的生理改变对孕妇的口腔管理和其他医疗管理提出了新的要求。本章将讨论孕期生理改变与孕妇口腔管理的相关问题。

心脏血管变化

心输出量的生理性增加是抵消母体血氧容量下降的补偿机制。因此，任何可能导致心输出量下降的行为都可能导致母体缺氧并损害胎儿。

孕期子宫及其内容物（胎儿、羊水和胎盘）具有相当大的体积和重量，特别是在孕晚期。当孕妇在牙科椅或手术台上处于仰卧位时，增大的子宫有压迫下腔静脉和降主动脉的风险。这种压迫可能会导致静脉回心量和心输出量减少，减少量多达 14%，同时流向髂总动脉的血流量也会相应降低。下腔静脉受压所引起的静脉回流下降最初反应是心率和血压的短暂增加，这主要是机体为了维持心输出量而产生的补偿性压力感受器反射作用的结果。

孕晚期仰卧位发生的不良反应称为仰卧位低血压综合征（supine hypotensive syndrome，SHS），SHS 的体征和症状在表 3.1 中进行了总结。并非所有孕妇在仰卧位都会发生 SHS。值得注意的是，此时孕妇子宫胎盘的灌注量会大幅减少，容易发生 SHS。

表 3.1 仰卧位低血压综合征(SHS)体征和症状

- 低血压
- 心动过速
- 脸色苍白
- 出汗
- 恶心
- 头昏
- 晕厥

预防 SHS 的临床措施：将孕妇坐的牙科椅调节至半倾斜位置（约 30°），最好可以使用 10～12 cm 的枕头或楔形物抬升孕妇右臀部使其身体向左侧倾斜约 5°～15°（图 3.1）。如果 SHS 症状持续或恶化，则应将孕妇完全置于侧卧位。

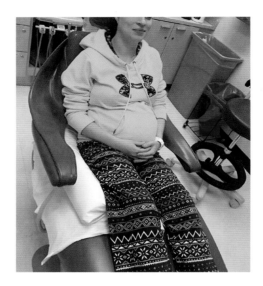

■图 3.1 孕妇就诊体位为仰卧 30°，同时向左倾斜 5°～15°

呼吸变化

首先，孕妇对呼吸暂停、肺充血或鼻咽分泌物过多等情况的耐受能力下降。其次，因孕期过度换气的影响，孕妇可能会出现轻度呼吸性碱中毒（pH 7.40～7.46）。再者，当处于仰卧位时，有 25% 的孕妇存在中度缺氧的情况。此外，仰卧位还与异常的肺泡动脉氧张力梯度有关，当孕妇恢复坐姿时，该梯度也会发生显著改善。

因此，口腔诊疗时必须调整孕妇就诊时的体位姿势，以避免发生缺氧。同时，孕妇在口腔科治疗期间还应避免长时间操作，治疗过程中需给予短暂的休息和充分的口腔吸唾。除此之外，指尖脉搏血氧仪无创血氧饱和度（SiO_2）监测和鼻管吸氧是防止缺氧并改善孕妇舒适度和依从性的简单措施（表 3.2）。

表 3.2　呼吸变化治疗注意事项

- 体位与预防 SHS 一致
- 短时间治疗
- 治疗期间短时间的休息
- 充分的口腔吸唾
- 指尖脉搏血氧仪 SiO_2 监测
- 吸氧（3 L/min）

血液学变化

孕期凝血因子 Ⅰ、Ⅱ、Ⅶ、Ⅷ、Ⅸ、Ⅹ、Ⅺ的水平升高，而凝血因子Ⅶ、Ⅷ的水平降低，这会导致孕妇的血液处于高凝状态。与未怀孕的女性相比，孕妇发生血栓栓塞的风险增加了五倍。多胎妊娠女性发生血栓栓塞的风险更高。研究表明，大约 0.10% 的孕妇有血栓形成，其中又有多达 20% 者可发展为肺栓塞，其死亡率为 12%～15%。除了上述原因，孕期子宫对下腔静脉的压迫也会导致孕期血栓风险增加。因为子宫压迫下腔静脉后，下肢静脉回流减少，导致静脉瘀滞，更容易形成血栓。因此，孕妇应避免仰卧位。

对于有血栓栓塞性疾病病史的孕妇，建议使用抗凝药物预防（表 3.3）。对于这些孕妇，低分子肝素是首选，因为它不会通过胎盘屏障进入胎儿体内（不同于华法林），而且它是低蛋白质的结合方式，具有可预测的剂量反应（与普通肝素不同）。低分子肝素已经被证明比普通肝素更能有效地预防血栓，且不会引起严重的自发性出血。急性血栓栓塞的治疗在本章不作讨论，因为它超出了本章的范围。

表 3.3　血液学变化治疗注意事项

一般原则：

● 体位与预防 SHS 一致

● 有血栓栓塞病史的孕妇应该住院治疗

妊娠期血栓预防原则：

低分子肝素（Low molecular weight heparin, LMWH）

● LMWHs 是产前和产后预防血栓的首选药物

● 仅当女性曾接触过普通肝素(Unfractionated heparin, UFH)时，才需要监测血小板数量

● 肾功能损害的女性应减少 LMWH 的剂量

● 母乳喂养时 LMWH 是安全的

普通肝素(Unfractionated heparin, UFH)

● 在血栓形成风险非常高的孕妇中，可以在围产期优先使用 UFH 而不是 LMWH，但这可能会增加出血的风险

● 如果使用 UFH，则应从使用的第 4 天开始每隔 2～3 天监测一次血小板数量，直到 14 天或停用肝素为止

华法林

● 孕期使用华法林仅限于不适合使用肝素的少数情况，例如，一些有机械心脏瓣膜的孕妇

● 当出血风险降低时，通常在分娩后 5～7 天，长期接受华法林抗凝的孕妇可以从 LMWH 转化为华法林

● 母乳喂养时，华法林是安全的 Xa 因子抑制剂（例如利伐沙班、阿哌沙班）

● 关于怀孕期间使用新型药物及其在母乳喂养期间的安全性的信息有限

胃肠道变化

恶心、呕吐、胃灼热是怀孕期间主要的胃肠道表现，应予以特别关注（表 3.4）。对于频繁或过度呕吐的孕妇，应避免在早上进行治疗。建议孕妇在治疗前避免食用可能引起恶心、呕吐的食物，尤其是高脂食物，因为这可能会导致胃部不适或胃部排空延迟。频繁的呕吐会导致脱水和电解质失衡，因此可建议经常呕吐的孕妇饮用富含电解质的液体，如市售运动饮料。

表3.4　**胃肠道变化治疗注意事项**

- 体位与预防 SHS 一致
- 建议孕妇在口腔治疗前避免食用高脂食物
- 建议孕妇饮用富含电解质的液体
- 妊娠晚期有恶心、呕吐或胃反流的孕妇,使用抗酸剂或小苏打溶液(1 茶匙小苏打溶解在 1 杯水中)可能有助于中和相关的酸
- 如果发现明显的肢端水肿,请将孕妇转至妇产科进一步评估

胃肠道肌张力减弱、胃反流和呃逆导致的胃排空延迟可致胃内容物进入呼吸道，在某些情况下可能会导致死亡。研究证明胃内容物的酸度与死亡率直接相关。故口腔治疗期间预防胃内容物吸入是口腔科医生的主要关注重点。仰卧位时有胃食管反流和反流导致胃内容物吸入的风险，因此孕妇应避免仰卧位。

具有临床意义的肝脏变化包括肝蛋白（尤其是白蛋白）的血清浓度改变，这可导致因渗透压降低而引起的周围水肿。由于血压随着血流动力变化而发生改变，因此在孕妇治疗前和治疗期间都应仔细监测四肢的水肿情况。

泌尿系统变化

尽管孕妇经常出现尿频，但真正意义上的多尿患者（>3 L/天）很少。鉴于尿频症状在孕妇群体中很常见，建议孕妇在治疗前上厕所。由于肾血浆流量和肾小球滤过率的变化，肾脏代谢速度加快，因此经肾脏排泄的药物需要增加剂量（表 3.5）。

如果是由于特殊情况（后面的章节讨论）需要在全麻下进行治疗而必须放置导尿管的孕妇，需要评估其发生无症状菌尿的潜在危险因素：生育年龄、性生活史、镰状细胞的特征、较低的社会经济地位。孕妇无症状菌尿若未治疗，可进一步发展为尿路感染（Urinary Tract Infection，UTI），并最终发展为肾盂肾炎。尿路感染主要是由阴道、会阴

和粪便菌群在尿道中上行定植引起的。母体的生理和解剖特点也易引起上行感染，例如子宫增大引起的尿潴留或孕激素诱导的输尿管平滑肌松弛而造成的尿潴留。输尿管张力丧失和尿量的增加也将导致尿潴留。而尿潴留和膀胱输尿管反流会使孕妇易患上尿路感染和急性肾盂肾炎，肾盂肾炎在孕期不同阶段的分布占比揭示了这一点：在孕早期为2%，在孕中期为52%，在孕晚期为46%。

孕期糖尿和尿氨基酸（氨基酸尿）水平增加是导致 UTI 的其他因素。据推测，氨基酸尿症的存在会影响大肠杆菌对尿路上皮的黏附，从而增加尿路感染的风险。

表3.5　泌尿系统变化治疗注意事项

- 建议孕妇在开始治疗前上厕所
- 调整经肾脏排泄的药物的剂量
- 放置导尿管前应评估发生 UTI 的风险

内分泌变化

孕期内分泌的生理变化涉及全身激素的释放，这会改变细胞对胰岛素和母体代谢的反应，使血液中的葡萄糖、脂质和甘油三酯水平升高，从而更好地滋养发育中的胎儿。孕酮、雌激素、皮质醇和绒毛膜促性腺激素水平升高均与母体细胞对胰岛素抵抗增加有关。因此，孕妇患糖尿病的风险很大。

妊娠期糖尿病（Gestational diabetes mellitus，GDM）是指在怀孕期间发作或首次发现的任何程度的葡萄糖耐受不良。空腹血糖水平为 126 mg/dL（7.0 mmol/L）或随机血糖 200 mg/dL（11.1 mmol/L），如果隔天再次得到确认，并排除了葡萄糖耐量试验，则满足糖尿病诊断的标准。大约有 7% 的孕妇会出现 GDM，因此每年将超过 20 万例 GDM。其危险因素包括：过度肥胖、GDM 的个人病史、严重的糖尿病家族史。

控制妊娠期糖尿病需要结合血糖监测、饮食控制和人胰岛素补充剂。只有15%～20% 的 GDM 患者需要补充人胰岛素，并且大多数孕妇在产后可恢复正常。然而，这类孕妇在其一生中发生 2 型糖尿病的风险会增加，随后再孕发生 GDM 的可能性也会增加30%～60%。

GDM 患者存在许多产科和围产期问题，例如孕产妇高血压疾病发生的风险增加；剖宫产可能性增加；在妊娠的最后 4～8 周内，宫内胎儿死亡的风险增加。患有 GDM 的孕妇也面临许多口腔疾病发生的风险（表3.6），如牙周病、唾液腺功能障碍（口干、唾液腺结石、唾液腺炎）、感染、神经病变、愈合不良。这些情况的预防和管理将在下一章中讨论。

表3.6　内分泌变化和妊娠糖尿病治疗注意事项

- 口腔卫生宣讲
- 牙周病的防治
- 口腔干燥综合征的治疗
- 积极的抗感染治疗

免疫系统变化

怀孕是一种独特的免疫状况，可以调节但不能抑制。孕妇容易发生感染，主要是因为孕期细胞介导的免疫调节功能可能导致母体对感染的免疫反应延迟。另外，其他因素（例如 GDM）也可引起感染的增加。综上，应及时地治疗口腔、颌面部和颈部感染（牙源性或其他），以避免对母体和胎儿造成不良后果。这些感染的治疗将在第 6 章讨论。

皮肤变化

表 3.7 和表 3.8 总结了孕期常见的生理性皮肤变化和疾病及其治疗方法。

表3.7　孕期皮肤病学变化和疾病

- 面部潮红
- 妊娠类天疱疮
- 油性皮肤
- 面部水肿
- 面部多毛症
- 黄褐斑
- 疱疹样脓疱病

血管性皮肤改变和血管收缩不稳定可引起面部潮红和水肿。"油性皮肤"是皮脂腺分泌增加的结果。孕期的面部多毛症通常是由于卵巢和胎盘分泌的雄激素增加所致。

表3.8　孕期皮肤病学变化和疾病治疗注意事项

- 黄褐斑——建议使用防晒霜
- 妊娠类天疱疮——轻症可口服抗组胺药和局部使用皮质类固醇；重症可口服皮质类固醇
- 疱疹样脓疱病——全身使用皮质类固醇；抗生素治疗二次感染的病变
- 有症状的地图舌（灼热感）——漱口水或凝胶样利多卡因

黄褐斑可能是与怀孕相关最影响美观的皮肤病，发生在多达70%的孕妇中。黄褐斑的确切病因尚不清楚，除了怀孕期间激素变化的影响外，暴露于紫外线辐射是其发病机理的关键因素。黄褐斑在大多数情况下会在产后消退，但可能无法完全消退，并可能随着将来的怀孕而复发。

妊娠类天疱疮（Pemphigoid gestationis，PG），也称为妊娠疱疹，是一种与妊娠相关的自身免疫性上皮下疱疾病。PG通常表现为瘙痒性红斑丘疹和荨麻疹样斑块，并伴有水疱。这些病变通常出现在脐部周围，然后扩散到腹部其他处、肩膀和手臂。口腔黏膜很少累及，约不到20%的病例可以观察到。在口腔中PG常伴有反复的疼痛。

疱疹样脓疱病已被认为是在孕期发生的脓疱型银屑病的一种变体，但是目前的共识认为它是银屑病的一种形式。该病通常发生在孕晚期，临床表现为皮肤出现大片红斑、环形或多环形红斑，周围是疱疹样脓疱，可合并形成脓肿。其主要分布在皮肤三角区和皮肤交界处。口腔方面，它可能与地图舌的发展有关（局灶性剥脱伴微黄色边缘和过角化上皮乳头堆积），舌背和舌侧面最常累及。地图舌的发生通常是偶然的并且是良性的，但其与妊娠脓疱型银屑病的关联已经被证实。

肌肉骨骼变化

怀孕期间肌肉骨骼系统会发生适应性和代偿性变化，这可能会引起相当大的疼痛和不适。下肢肌肉痉挛、疼痛是孕晚期就诊时的常见主诉。钙和磷酸盐代谢的变化以及血管扩张和静脉淤滞是下肢肌肉痉挛和水肿的原因。下背部疼痛、骨盆不适乃至全身性背部疼痛可能是由于骶髂、骶尾骨和耻骨关节的活动增加和体重的增加导致椎间盘承受压力增加所致。另外，孕期子宫增大导致脊柱前凸和肌肉劳损也可出现这些疼痛症状。研究表明，大约49%的孕妇在孕期会经历背部疼痛。

当孕妇坐在牙科椅上时，除了预防主动脉受压和SHS，还应最大限度地保证孕妇在牙科椅上具有足够的舒适感（例如使用软垫），尤其是当其遭受频繁的背痛时。除此之外，治疗的时间也应尽可能地缩短。

心理和行为变化

女性在怀孕和哺乳期间会产生许多积极或消极的情绪，这些情绪也决定了某些行为模式。医生必须熟悉这些情绪及其在怀孕期间的 3 个时期分布（见第 2 章）。医护人员应该具备足够的耐心。特别是当孕妇对身材的变化感到焦虑、愤怒、矛盾和消极时应保持同理心，并积极安慰她们。尤其是焦虑的情绪，可能会影响到孕妇的各种行为和态度，包括她们对牙科手术产生恐惧、疼痛阈值变低、易怒、具有攻击性等。

治疗期间医生应该保持冷静，向孕妇解释治疗过程中的每一步骤，避免患者的意外行为。同时，治疗过程中应尽量减少干扰，避免突然中断和噪声影响。环境温度应保持在一个适宜的水平。除此之外，应注意孕妇在孕早期通常对异味非常厌恶，但是口腔治疗室通常具有独特的气味，这可能会导致孕妇产生负面情绪。

> 注意：任何类型的治疗干预都应与孕妇的妇产科医生进行协商，特别是当口腔治疗存在并发症或者治疗计划流程多且复杂时。

参考文献

Royal College of Obstetricians and Gynaecologists. (2015) *Reducing the Risk of Venous Thromboembolism during Pregnancy and the Puerperium*. Green-top Guideline No. 37a. Royal College of Obstetricians and Gynaecologists, London.

延伸阅读

American College of Obstetricians and Gynecologists. (2013) Committee Opinion 569: Oral Health Care During Pregnancy and Throughout the Lifespan. *Obstetrics and Gynecology*, 122, 417.

Berg G, Hammar M, and Moller-Nielsen J. (1988) Low back pain during pregnancy. *Obstetrics and Gynecology*, 71, 71.

Cengiz SB. (2007) The dental patient: considerations for dental management and drug use. *Quintessence International*, 38, 133.

Cheung KL and Lafayette RA. (2013) Renal physiology of pregnancy. *Advances in Chronic Kidney Disease*, 20, 209.

Dahle LO, Berg G, Hammar M, et al. (1995) The effect of oral magnesium substitution on pregnancy-induced leg cramps. *American Journal of Obstetrics and Gynecology*, 173, 175.

Dellinger TM and Livingston MH. (2006) Pregnancy: physiologic changes and considerations for dental patients. *Dental Clinics of North America*, 50, 677.

Diokno AC, Compton A, and Seski J. (1986) Urologic evaluation of urinary tract infection in pregnancy. *Journal of Reproductive Medicine*, 31, 23.

Flynn TR and Susarla SM. (2007) Oral and maxillofacial surgery for the pregnant patient. *Oral and Maxillofacial Surgery Clinics of North America*, 19, 207.

Goldie MP. (2015) *Understanding Gestational Diabetes Mellitus*. Available online at: www.dentistryiq.com/articles/2015/02/ understanding-gestational-diabetesmellitus-and-oral-health.html (accessed 16 October 2017).

Johnson EK. (2016) *Urinary Tract Infections in Pregnancy*. Available online at: https:// emedicine.medscape.com/article/452604overview (accessed 16 October 2017).

Khan I, Ansari MI, and Khan R. (2010) Oral surgery for the pregnant patient. *Heal Talk*, 3, 31.

Koelsch S, Wiebigke C, Siebel WA, et al. (2009) Impulsive aggressiveness of pregnant women affects the development of the fetal heart. *International Journal of Psychophysiology*, 74, 243.

Kurien S, Kattimani VS, Sriram R, et al. (2013) Management of pregnant patient in dentistry. *Journal of International Oral Health*, 5, 88.

Lee RV. (2000) Symptoms produced by normal physiologic changes in pregnancy, in *Medical Care of the Pregnant Patient* (eds RV Lee, K Rosene-Montella, LA Barbour, et al.), ACP-ASIM, Philadelphia, 52−67.

Liu JH. (2004) Endocrinology in pregnancy, in *Maternal-Fetal Medicine: Principles and Practice* (eds RK Greasy, R Resnik, JD Iams), WB Saunders, Philadelphia, 121−134.

Mikhail MS and Anyaegbunam A. (1998) Lower urinary tract dysfunction in pregnancy: a review. *Obstetrics and Gynecology Survey*, 50, 675.

Page EW and Page EP. (1953) Leg cramps in pregnancy. *Obstetrics and Gynecology*, 1, 94.

Shetty L, Shete A, and Gupta AA. (2015) Pregnant oral and maxillofacial patient − Catch 22 situation. *Dentistry*, 5, 9.

Shimanovich I, Skrobek C, Rose C, et al. (2002) Pemphigoid gestationis with predominant involvement of oral mucous membranes and IgA autoantibodies targeting the C-terminus of BP180. *Journal of the American Academy of Dermatology*, 47, 780.

Shuresh L and Radfar L. (2004) Pregnancy and lactation. *Journal of Oral Surgery, Oral Medicine, Oral Pathology, Oral Radiology and Endodontology*, 97, 672.

Thomas IL, Nicklin J, Pollok H, et al. (1989) Evaluation of a maternity cushion (Ozzlo pillow) for backache and insomnia in late pregnancy. *Australia and New Zealand Journal of Obstetrics and Gynaecology*, 29, 133.

Torgerson RR, Marnach ML, Bruce AJ, et al. (2006) Oral and vulvar changes in pregnancy. *Clinics in Dermatology*, 24, 122.

Tunzi M and Gray GR. (2007) Common skin conditions during pregnancy. *American Family Physician*, 75, 211.

Turner M and Aziz SR. (2002) Management of the pregnant oral and maxillofacial surgery patient. *Journal of Oral and Maxillofacial Surgery*, 60, 1479.

Varon F and Geist R. (2007) Diabetes mellitus. Available online at: https://maaom. memberclicks.net/index. php? option=com_content&view=article&id=87: diabetesmellitus&catid=22: patient-conditioninformation & Itemid=120 (accessed 16 October 2017).

Young GL and Jewell D. (2002) Interventions for leg cramps in pregnancy. *Cochrane Database of Systematic Reviews*, 1, CD000121.

（李春光　唐万红　译）

4 孕期口腔综合治疗的普遍原则

Christos A. Skouteris

治疗前妊娠情况采集

对育龄期女性进行任何医疗决策之前，怀孕情况是需要首要考虑的。现实中对怀孕情况的术前检查和病历记录千差万别，而口腔科治疗前关于患者怀孕情况的记录则完全缺乏。

临床对孕期口腔诊疗的普遍做法是孕期避免择期手术。尤其是在孕早期，如果早孕未被诊断出，这时的治疗对胎儿可能产生的不利影响最大。仅仅根据病史和体格检查来判断是否怀孕准确性不高，遗憾的是目前尚无简便、可靠的早孕检测手段。因此，早孕检测手段对于患者和医务人员制定诊疗计划至关重要。

然而，术前的早孕检测面临三个重要的问题：

● 该检测的特异性如何？

● 该检测的灵敏度如何？

● 该检测是否花费很贵？

人类绒毛膜促性腺激素有两种存在形式：人类绒毛膜促性腺激素（hCG）和高糖基化人类绒毛膜促性腺激素（hCG-H）。怀孕的前4～5周，hCG-H是主要的存在形式，第5周后hCG浓度则可能达到FDA批准的检测阈值20 IU/L。而目前的尿液检测对hCG-H的检测灵敏度较弱，尽管产品宣称其在怀孕的第一天检测的可靠性可达100%。但是即使女性已怀孕，却可能会得到假阴性结果。因此，受检测灵敏度的影响，第一次早孕检测为阴性而接受治疗，而到第5周却检测出阳性结果，患者会质疑为什么不使用更灵敏的检测方法。hCG和hCG-H的定量血清学检测灵敏度已经达到了1 IU/L，但是价格更昂贵，也更费时。虽然假阴性的可能性较小，但是当血清中hCG总量超过早孕诊断的阈值5 IU/L时，即使女性未怀孕，也可能会得到假阳性结果。

Manley等（1995）报道了其前瞻性研究的结果，2056名育龄期女性在计划非产科日间手术前进行了早孕检测，其中0.34%检测出阳性，由此延期或取消了手术。Azzam

等（1996）对他们研究所412名青少年进行了强制性术前早孕检测，这是一群不愿意透露性生活史或怀孕状况的青少年。结果显示14岁及以下青少年未检测出阳性，15岁及以上青少年的阳性率为2.4%，总检出率为1.2%。而明确自己是否怀孕与年龄增长没有相关性，由此研究者认为即使年龄偏大的青少年，也有进行早孕检测的必要。与此相似的结果见于Twersky和Singleton的报道，报道中术前早孕检测阳性率为2.2%。Hutzler等（2014）最近的一项研究回顾了他们日间手术中心和急诊骨科医院23个月内4723例日间手术患者的早孕检测结果，有7例阳性（0.15%）和1例假阴性（0.02%），所有患者都按计划进行了骨科手术。

术前早孕检测的费用—收益比是非常难以评估和量化的。数个研究报道了常规术前早孕检测的费用。Manley等（1995）报道，每检测出1例阳性的费用为2879美元。Hutzler等（1995）计算了hCG定量检测的费用，每检测出1例阳性约需1005.32美元。作者认为，对日间手术患者进行常规尿hCG检测具有高的费用—收益比，有利于预防对已怀孕患者行非急需的骨科手术。4723例被检测的女性中，有7例阳性和1例假阴性。相当于每例阳性产生了1005.32美元的费用，但这些费用须和一些未知的，但是确实存在的，与未进行检测产生的相关母婴事故的潜在费相比较。另一方面，如果非急需手术后出现流产或婴儿出生时有先天畸形等，也会让医疗服务提供者陷入一个非常不利的境地，而这本可通过简单的术前早孕检测来避免。

Kaha等（2008）也对治疗前早孕检测的必要性进行了详尽的阐述，尽管647例受检者仅1例阳性，阳性者的检查费用相当于3723美元，但这种做法带来了积极的意义。因为在实施检测的第一年，两名女性因后续尿检阳性而取消手术，两人随后更发生了流产。第三例已经接受过输卵管结扎的患者因术前检测阳性而被发现异位妊娠。前两例避免了一场可怕的医疗纠纷，第三例则避免了输卵管破裂这一严重的并发症。

治疗前妊娠情况采集要点：

现有的资料均倾向于得出这样的结论，即所有的育龄期女性治疗前都应考虑进行早孕检测。尤其是患者不确定自己的末次月经，不清楚自己是否怀孕，或者当有他人（例如父母）在场被问及是否怀孕时有不情愿的反应和举止，应高度怀疑怀孕的可能性。此时治疗必须推迟，让患者去找妇产科医生进行早孕检测，同时应与患者讨论检测的意义和不检测的后果。如果医院能即时检测，还应就妇产科相关问题进行咨询。

孕期的影像诊断

▌电离辐射影像

牙科 X 射线检查、口腔锥形束 CT（CBCT）

孕期使用 X 射线会导致胎儿受到电离辐射吗？除了少数例外情况，X 射线检查和 CT 检查的辐射量远远小于能对胎儿产生危害的辐射量。孕妇和哺乳期妇女对于电离辐射的担心，常常导致孕妇不敢进行必要的影像学检查，并产生不必要的妊娠终止。

对于胎儿来说，危害主要取决于接触电离辐射时的胎龄和辐射量。常见的一些电离辐射不良影响详见表 4.1。如果在胚胎发育的早期接触了大剂量（超过 1Gy）的电离辐射，那么对于胚胎来说可能是致命的。然而，在影像诊断中并不会使用这样大的剂量进行检查。对孕妇的后续影响，比如组织僵硬导致头和颈部活动受限、口腔溃疡及放射性骨坏死进一步发展，可影响母亲对儿童的保育；对孕妇另外的风险是组织受到辐射伤害，可能出现流产和癌变，增加了孕妇以后患其他原发性肿瘤的可能性。

孕妇接受任何放射检查时，都不应增加胎儿受到辐射的风险。我们不能拒绝给予孕妇患者必要的放射检查。美国牙医协会支持美国食品药品监督管理局（FDA）关于牙科放射检查的选择标准。该选择标准描述为"对于孕妇的牙科放射检查，可以根据日常及通用的标准来进行选择"。任何时候都应遵循的基本原则是，既能只让患者接受最低的放射剂量，又能够获得诊断所必需的影像资料（ALARA 准则——最低剂量、最有效）。使用高速胶片（E-speed，数字化系统）和矩形遮线筒投照可以使全口牙片的放射剂量降至最低，咬翼片与曲面体层片的放射剂量约为全口牙片的 1/3。如果使用了相应的保护措施，比如使用高速胶片、矩形遮线筒投照技术，穿戴铅衣、防辐射围脖，牙科放射检查对于孕妇患者来说是非常安全的。

CBCT 在现在的口腔科中使用越来越广泛。CBCT 可以为口腔种植手术计划及牙颌

表4.1　**电离辐射对胎儿的影响**

胎儿期影响
● 生长迟缓
● 小头畸形
● 小眼畸形
● 白内障
● 智力残疾
● 行为缺陷
● 致畸效应*
出生后的远期影响
● 儿童恶性肿瘤
● 生殖细胞突变
● 不孕/不育症

*致畸效应：在胎龄第 2 周之前和第 20 周后辐射的致畸效应几乎不对胎儿产生影响。如果辐射量没有超过阈值，胎儿就不太可能发生畸形。

面畸形、颅颌面异常和颞下颌关节紊乱等治疗提供有用的信息。因此，在对孕期患者的治疗中，可能就要考虑使用 CBCT。值得注意的是，与螺旋 CT 或者其他医用 CT 相比，CBCT 有两个重要的不同点。第一，CBCT 使用的是低能量的阳极电子管来产生电子流；第二，CBCT 在获取患者信息时只需环绕患者一圈。CBCT 的放射量仅为螺旋 CT 的20%，这个放射量相当于全口序列牙片的总量。显而易见的是，CBCT 应合理地使用，并且检查时都应穿戴铅衣和防辐射围脖。如果 CBCT 检查是必需的，最好的办法是尽可能降低照射的范围，只进行病变部位的照射。

表 4.2 概括了来自于各种影像诊断方式的放射暴露量，包括胎儿的安全暴露水平、基础辐射和其他用于医疗的影像诊断方式。

表4.2　影像诊断方式放射暴露量

- 对胎儿无害的辐射剂量：<50mGy
- 胎儿受到的基础辐射量：1mGy[1]
- 各种成像方式的辐射量（mGy）：

  PA：0.005

  全口牙片（18 张）：0.035[2]

  全口牙片（18 张）：0.171[3]

  咬翼片（4 张）：0.005[2]

  曲面体层片：0.01

  头颅侧位片：0.003 ~ 0.006

  CBCT（牙槽骨水平）：0.011 ~ 0.674[4]

  CBCT（颅面部水平）：0.030 ~ 1.073[5]

  （注：上述辐射量并不代表在牙科放射检查中胎儿的暴露量）

- 其他成像方式胎儿暴露量（mGy）：

  胸片：0.1

  头颈部 CT：1.0 ~ 10

  胸部 CT：0.01 ~ 0.66

  PET/CT（正电子发射计算机断层显像，全身）：10 ~ 50

[1]整个孕期的总量；[2]PSP 总量或者快速胶片且垂直投照；[3]PSP 总量或者快速胶片且环形投照；[4]中、小视野；[5]大视野。PA：根尖片；PET：正电子发射断层扫描。
［来源：ACOG（2016），ADA 科学研究所（2016）］

医用级计算机断层扫描（CT）

如果临床需要，对孕妇进行诊疗时不应放弃使用 CT，前提是需要对利弊进行全面的、缜密的考量。在紧急情况下，及时准确的诊断给母体带来的益处可能超过对胎儿的危害。CT 的辐射量取决于相邻图像的数量和间距。在某些情况下该辐射量可能高达 50 mGy（比如骨盆测量），但有时使用低曝光量技术将辐射量降低至 2.5 mGy（包括胎儿性腺的辐射量）也能满足诊断需要。一般情况下，螺旋 CT 和传统 CT 的辐射量是差不多的。

CT 诊断中静脉造影剂的使用可提供软组织和血管结构的增强图像。最常用的 CT 造影剂是碘化介质，尽管它会通过胎盘屏障进入胎儿血液循环或者直接进入羊水，但在动物体内实验中并未发现碘化介质在孕期使用的致畸作用。碘化造影剂在羊膜造影时直接滴入羊膜腔中，可能存在使新生儿甲状腺功能减退的潜在风险。但是，静注的非离子造影剂被报道对新生儿的甲状腺功能没有影响。尽管检查所有新生儿的甲状腺功能是儿科的标准化检测，但是对于孕期接受了碘化造影剂的女性所生的新生儿来说，这个检查尤为重要。美国放射学会在关于孕期或者育龄期女性使用增强造影剂的指南中指出，关于孕期使用静脉造影剂的危害虽然尚无明确的结论，但建议医生必须在绝对必要且是在得到了患者知情同意时才能使用。

放射性示踪核医学成像

辐射引起畸形的阈值是 50～100 mSv（mGy），大多数标准的核医学手术对胎儿的辐射量小于 50 mSv。从多数低于 50 mSv 的规范医学实验中，美国国家辐射防护与监测委员会和美国产科、妇科医师协会认同胎儿的潜在健康风险不会增加。辐射量超过 50 mSv，潜在的风险可能会增加，这取决于辐射量和怀孕的阶段。在大多数但并非所有影像学诊断的研究中，通过条件控制，可使胎儿（或普通受试者）承受的辐射量减少（如最大剂量的一半），并通过延长相应的成像时间（如正常时间的两倍）来保证成像的质量。用锝 99-m 和 18F-FDG（氟化脱氧葡萄糖）来进行正电子发射断层扫描（PET）时，胎儿受到的辐射量明显低于能够引起胎儿副作用的辐射量。

通常情况下，哪怕是对孕期患者，只要合理利用，核医学检查带来的益处常常超过由低剂量辐射带来的最小化风险。

孕期影像学诊断方法要点见表 4.3。

表4.3　孕期影像学诊断方法要点

- 根据 ADA/FDA 的口腔科影像学检查临床指南,孕期患者的口腔科影像学检查可根据惯用标准来选择。
- 根据美国妇产科协会的建议选择合适的孕期和哺乳期影像学检查:

①超声检查和 MRI 对孕期患者来说无危害,是可供选择的检查手段,但是应谨慎使用且应在能够解决临床问题或者能够为患者提供医学帮助的时候使用。

②除个别情况,X 射线检查、CT 扫描或者核医学成像技术所产生的辐射远小于能对胎儿引起危害的辐射量。此外,包括超声和 MRI,如果这些检查是必需的或者对于临床诊断有帮助,那么对于孕期患者来说都不应放弃使用。

非离子辐射成像

超声波检查

没有报道证明超声检查(包括双多普勒成像)对胎儿有副作用。FDA 将超声的空间峰值时间平均声强限制为 $720 \ mW/cm^2$。超声设备根据不同的需要可以进行不同的配置。产科使用的超声不会像非产科传感器及配套设备那样产生较高的温度。不过,考虑到潜在的危害,超声检查应慎重,只有在能够为相关的临床问题提供答案或者能够为患者提供医学上的帮助时才使用。当有必要且设备选择恰当时,超声检查并不会给胎儿和孕妇带来危害。

磁共振成像(MRI)

对在子宫内就接受了 1.5 特磁共振检查的受检者从 9 月龄追踪到 9 岁,没有发现与磁共振相关的不良影响。孕妇做 MRI 检查没有禁忌也不需要采取预防措施。尽管对于胎儿来说会有一些理论上的担心,比如畸变、组织灼伤、听力损伤,但是没有证据表明损害实际发生了。明确的有害作用机制可能包括磁共振梯度改变产生的热效应和电磁场与生物结构之间的直接非热效应的交互作用。组织的热效应主要发生在母体的身体表面,在接近身体中心时可忽略不计。因此,热损伤不太可能对胎儿产生严重的危害。综合现有与胎儿畸变的资料,美国放射协会的结论是:孕早期(与其他孕期相比)并没有特别需要注意的事项。总之,现有的研究表明,产前行 MRI 检查,不会影响胎儿听力。

和 CT 不同,MRI 不需要使用增强剂软组织的成像就很清晰、充分。但是,仍有因诊断需要使用增强剂来增强对比的情况。MRI 有两种增强剂:钆基试剂和超顺磁氧化铁复合粒子。

在动物实验中，钆静脉大剂量且反复注射会致畸。钆能通过胎盘，并可能通过胎儿的肾脏排泄至羊水中。钆可诱导肾源性系统性纤维化，由此在理论上增加了对分离出并存在的游离钆毒性的担忧。2007年美国放射学会MRI安全使用指南建议，孕期应尽量避免静脉注射钆，除非绝对必要。而且，必须就使用钆的目的意义和存在的风险与孕妇和相关医师沟通咨询。FDA将钆归类于C类药物，其使用必须经过慎重的评估（仅在对胎儿利大于弊时使用）。

目前，还没有相关的动物或者人体胚胎研究用于评估超顺磁氧化铁复合粒子的安全性，也没有在孕期和哺乳期使用该增强剂的相关资料。因此，如果要使用增强剂的话，推荐使用钆。

水溶性的钆增强剂减少了钆在乳汁中的含量。在最初的24小时里，进入乳汁中的钆低于静脉中含量的0.04%。在这种剂量下，婴儿通过胃肠道的吸收量不超过1%。尽管从理论上来说，游离钆可通过乳汁传递给婴儿，但是并没有关于其危害性的报道。因此，在进行使用钆的检查后不应中断哺乳。

药物、药物滥用及其在孕期口腔疾病管理中的意义

▌孕期用药

孕期用药的主要担心是药物潜在的致畸作用，因为大多数药物依靠简易扩散就能通过胎盘。因此，口腔科医师必须在给孕期患者开具药品处方前明确地评估利弊。只有在将母体的身体状况、胎儿的风险和用药的必要性都进行了评估和平衡后，才能作出决策。

首要的担心应该是药物是否有致畸性。药物致畸作用发生的时期是器官分化期，可能从预分化期的末期（从末次月经开始持续2～4周）直到末次月经后的第10周末。

为了确定孕期使用药物的风险，1979年FDA根据药物对胎儿的危害进行了分类（表4.4）。

表4.4 **美国FDA对孕期药物的危害分类**

- A类:有人体孕期相关研究,并证明对胎儿无害
- B类:动物实验证明对胎儿无害,但是关于人体的研究不足
- C类:动物实验证明对胎儿有不利的影响,但是关于人体的研究不足,使用的利大于弊
- D类:人体的相关研究证明对胎儿有不利影响,使用的利大于弊
- X类:人体的研究证明对胎儿有致畸性,使用的弊大于利

A 类和 B 类药物是安全的，C 类药物只能在利大于弊时才能使用，D 类药物只能在一些特殊情况下才能使用，而 X 类药物对于孕妇来说是严禁使用的。不过，FDA 现行的对药物潜在致畸性的分类体系已变得过时。FDA 得到的反馈是，用字母来表示的五级分类法容易诱导患者和医务人员片面理解甚至误解字母代表的真正含义：即孕期或哺乳期该药物如慎重使用是安全的，或不安全的。为此，2015 年 FDA 将处方和生物药品上代表潜在致畸风险等级的字母，用孕期患者和医务人员更明了的，即"药物使用说明"来代替。

新的药物使用说明书基于循证医学原则，被称为"药物在孕期和哺乳期的使用说明书最终准则（PLLR）"。该准则有利于孕期和哺乳期这一特殊患者群寻求更好的用药咨询和对药物治疗作出更好选择。尽管新表述做了一定程度的改进，但在大多数情况下，它仍然未能提供一个明确的"是"或"否"的答案，临床实际运用仍需经验的积累。PLLR 在 2015 年 6 月 3 日开始生效，但是在药物的标识上执行的时间却不一样。2001 年 6 月 29 日前批准的药物并不受限于 PLLR 准则；但旧的孕期分类标识必须在 2018 年 6 月 29 日前删除。OTC 药物不受这个准则的影响。

A、B、C、D 和 X 类风险分类现已被包含下述信息的内容取代：

● 孕期（包括临产和分娩）

● 哺乳期（包括哺乳母亲）

● 育龄期女性和男性

孕期类别信息将提供关于用量的信息和对发育中胎儿的潜在风险，并将收集到的信息和数据进行登记，这些信息和数据就是当孕妇使用药物或者生物制剂时所受到的影响。

哺乳期类别信息将会替代旧的"哺乳母亲"的标签。新的分类将包括哺乳期不应被使用的药物，这些药物被认为在乳汁中有代谢，对婴儿有一定的临床影响。

育龄期女性和男性标签信息将会在用药中或者用药后，为早孕检测或节育提供相应的信息，并在需要时能够提供药物对生育或怀孕损害影响的相关信息。

不管 PLLR 什么时候或怎样实施，重要的是它有助于患者和医务人员作出知情选择。新的标识体系旨在提供有证据的信息，由此消除患者和医务人员的错误观念——认为所有的药物对未出生的孩子都可能是有害的。这种错误的观念带来的另一个风险是：某些母体疾病如果不治疗，可能对胎儿的危害更大。如果母体疾病处于恶化状态，可能致胎儿畸形，影响胎儿生长发育，引起早产、自发流产或被迫流产。

在确定给予孕期患者口腔治疗或者药物治疗时，以下情况应加以考虑：

- 药物的选择须建立在权衡了所有可能的治疗方案基础上
- 对某种疾病的治疗需要控制的程度
- 对胎儿的潜在风险及程度
- 不同药物对母体和胎儿的风险
- 需要控制的药物剂量及其安全性
- 药物对胎儿的远期影响
- 全面了解非药物治疗的其他方法
- 熟悉最新的药物使用原则
- 选择具有长期安全记录的经典药物
- 运用科学性强的文献及综述
- 和患者的产科医师、临床医师、药剂师进行商量
- 使用公开的可靠的相关参考信息来源，比如生效后的 PLLR

接下来应关心的是药物对胎儿的危害程度。并非所有的药物都会通过胎盘屏障。和蛋白相结合或者大分子结构的药物不能通过胎盘屏障，能够通过胎盘屏障的药物包括脂结合的药物、酸性药物和通过肾脏排泄的药物。孕妇的生理改变可能会改变药物的药代动力学，心输出量增加、心循环血量增加以及血管扩张都可导致药物分布量增加，同时肝脏药物代谢、肾小球滤过和肾脏药物清除率也增加。游离的药物能够通过胎盘且能被肾脏以更快的速率清除，也会使血清中药物浓度降低，除非调整药物剂量，否则会降低药物的功效。从药代动力学看，口腔诊所配备的许多药物对孕妇和胎儿总体来说是安全的。不过对孕期患者，如果口腔医生对口腔用药的选择或者其他可能存在的风险因素有任何疑问，就需要咨询患者的产科医生。

局部麻醉用药

在大多数情况下，急诊、预防性或者修复性的口腔治疗都需要使用局部表面麻醉或者注射麻醉。怀孕状态可能会影响神经对局部麻醉的敏感性。在一项动物实验中，通过抑制迷走神经 A、B、C 纤维 50% 潜在的反应能力，研究各种纤维对布比卡因产生阻滞的起效时间，结果显示怀孕组明显快于未怀孕组，差异具有高度显著性。对人类的初步研究结果显示，随着孕期的进展神经传导速度会减慢。获得有效的局部麻醉效果十分必要。有效的局部麻醉还可抑制口腔治疗中与疼痛和压力相关的内源性儿茶酚胺的释放。Holtzman 等人（2009）的研究显示，高水平的儿茶酚胺可能代表着过度的压力和预示着提升了交感神经的活性，从而提高自发性早产的风险。因此，局部麻醉的选择、谨慎使

用和娴熟的技术至关重要。

目前，在 FDA 新的药物标示最终准则（PLLR）实施前，局部麻醉剂以及其他一些药物（如抗生素、镇痛药等）的选择依然以现有的 FDA 对药物的分类（根据对胎儿的危害程度来分类）为依据。利多卡因和普鲁卡因是 FDA 认定的 B 类药物，被认为是孕期最安全的局部麻醉剂。其中利多卡因被认为更为合适，因为它的浓度（2%）比普鲁卡因（4%）低，每次注射量少。甲哌卡因、阿替卡因和布比卡因是 FDA 认定的 C 类药物，在孕期并非很好的选择。在表面麻醉药中，临床使用更倾向于选择利多卡因，因为相比 C 类苯佐卡因，利多卡因是 B 类药物。在皮肤表面麻醉中，一种局部麻醉剂的混合物（利多卡因 2.5% 和普鲁卡因 2.5%）是一个不错的选择（表 4.5）。

表4.5　孕期局部麻醉剂的选择（FDA分类）

局部注射		
利多卡因	B 类	安全
普鲁卡因	B 类	安全
阿替卡因	C 类	谨慎使用
布比卡因	C 类	谨慎使用
甲哌卡因	C 类	谨慎使用
表面麻醉		
利多卡因	B 类	安全
利多卡因+普鲁卡因	B 类	安全
苯佐卡因	C 类	谨慎使用*
丁卡因	C 类	谨慎使用*

*可能会引起妊娠期获得性蛋白血症。

局部麻醉剂可以自由地通过胎盘屏障，因此临床应用时需要考虑药物对胎儿的毒性作用。这其中主要的问题是药物过量会导致孕妇血容量和血管渗透性的增加。大多数酰胺类药物是和 α-1 酸性糖蛋白相结合的。怀孕降低了 α-1 酸性糖蛋白的水平，导致游离的局部麻醉剂在血浆中浓度升高，因此有毒性反应的潜在风险，尤其是布比卡因。药物的最大用量应相应地降低。口腔科使用局部麻醉剂的最大剂量如表 4.6。

表4.6 口腔科使用局部麻醉剂的最大剂量

局部麻醉剂	最大剂量	最大总量	最大支数
2% 利多卡因+1:100000 肾上腺素	4.4 mg/kg(7 mg/kg)*	300 mg(500 mg)*	8 支(13.8 支)*
4% 普鲁卡因(有或无血管收缩剂)	6.0 mg/kg(8.0 mg/kg)*	400 mg(600 mg)*	5.5 支(8 支)*
4% 阿替卡因+1:100000 肾上腺素	7.0 mg/kg(7.0 mg/kg)	500 mg	7 支
0.5% 布比卡因+1:200000 肾上腺素	1.3 mg/kg	90 mg	10 支
3% 甲哌卡因	4.4 mg/kg(6.6 mg/kg)*	300 mg(400 mg 最大)	5.5 支(7.4 支)*

*括号里的数字代表最新的最大剂量，括号里药品的支数是基于这个剂量推算来的。

(*Malamed's Medical Emergencies in the Dental Office*, 7th edn, Chapter 23 Drug overdose reactions, St Louis, Mosby, 2015, p. 353.)

血管收缩药通过激活 α-1 肾上腺素受体来使血管收缩，与局部麻醉剂合用能起到术区止血和减缓局部麻醉剂吸收的作用。减缓局部麻醉剂吸收不仅降低了局部麻醉剂的系统毒性，并且延长了作用时间。

虽然孕妇使用含有血管收缩剂的局部麻醉剂存在争议，但是血管收缩剂的合理使用是被允许的。虽然肾上腺素是最常用的血管收缩剂，但对孕期患者一般不使用含肾上腺素的局部麻醉剂。美国密歇根州的绝大部分妇产科医生都不建议使用含肾上腺素的局部麻醉剂，担心万一将肾上腺素注入血管中会引起子宫动脉收缩，减少子宫的血流灌注。在动物模型中，子宫的血流减少是短暂的，但是减少的程度和持续时间和单纯的宫缩引起的血流减少相当。尽管如此，应尽量避免使用具有临床意义剂量的肾上腺素能药物，以免影响胎盘的血流灌注和胚胎的发育。综上所述，恰当地使用酰胺类局部麻醉剂以及避免药物意外注入血管，在孕期被认为是安全的，最合适的药物是含有 1:100000 肾上腺素的 2% 利多卡因。

抗生素

抗生素占了孕期药品处方的 80%，并且约有 20%～25% 的女性在孕期会接受抗生素治疗。表 4.7 归纳了基于 FDA 药物妊娠风险等级的抗生素类别。该表归纳的抗生素比口腔科通常使用的更多，因为在某些情况下（比如牙源性的颌面部或者头颈深部间隙感染）可能需要不同种类抗生素联合使用。

表4.7　孕期抗生素的选择（FDA分类）

青霉素类			氟喹诺酮类		
青霉素（V钾,G）	B类	安全	环丙沙星	C类	不安全
阿莫西林	B类	安全	诺氟沙星	C类	不安全
阿莫西林+克拉维酸	B类	安全	氧氟沙星	C类	不安全
头孢菌素类			依诺沙星	C类	不安全
所有	B类	安全	**其他抗生素**		
碳青霉素类			甲硝唑	B类	安全
多利培南	B类	谨慎	克林霉素	B类	安全
厄他培南	B类	谨慎	**抗糖类**		
美罗培南	B类	谨慎	制霉菌素	C类	安全
亚胺培南−西司他丁	C类	谨慎	克霉唑	B类	安全
内酰胺类			灰黄霉素	C类	谨慎
氨曲南	B类	谨慎	酮康唑	C类	谨慎
糖肽类			氟康唑	C类	谨慎
万古霉素	B类	安全	两性霉素B	B类	安全
大环内酯类			**抗病毒类**		
红霉素（基础形态）*	B类	安全	阿昔洛韦	B类	安全
阿奇霉素	B类	安全	伐昔洛韦	B类	安全
克拉霉素	C类	谨慎	泛昔洛韦	B类	安全
四环素类			喷昔洛韦	B类	安全
四环素	D类	不安全	氯己定	B类	安全
米诺环素	D类	不安全	葡萄糖酸盐	/	/
多西环素	D类	不安全			
氨基糖苷类					
阿米卡星	D类	谨慎			
庆大霉素	D类	谨慎			
链霉素	D类	不安全			
妥布拉霉素	D类	谨慎			

*依托红霉素是严禁在孕妇中使用的。

抗生素的使用会受怀孕状态的影响。孕期母体的生理变化可导致抗生素药代动力学的改变，从而影响到母体和胎儿。母体生理变化包括身体含水量、血液总量、血浆量、肾血流量、肾小球滤过率等增加，从而使各种抗生素的分布体积增加，并加快了肾脏对药物的清除速率。胃肠蠕动的改变可使药物的吸收及口腔生物利用度改变，导致某些抗生素的起效滞后。有些医生会因孕期肝酶的变化而调整药物的用量，但肝酶的变化是否会导致药物代谢及随之的药物血液浓度产生具有临床意义的改变，目前的资料尚存在争议。最后，白蛋白减少和母体血浆 pH 的改变可能降低药物与蛋白的结合，增加未结合的游离药物的浓度。

由于上述孕期抗生素药代动力学的改变，临床使用时需要对药物用法进行调整（增大剂量或者增加给药频次）。已知抗生素通过胎盘进入胎儿循环有三种方式：一些抗生素能迅速地通过胎盘并在母体和脐带血中达成平衡，这种方式被称为"完全转移"，包括氨苄西林、甲氧西林、头孢呋辛和头孢替安；一些药物在脐带血中的浓度低于在母体血浆中的浓度，这些抗生素被称为"不完全转移"，包括阿洛西林、双氯西林、哌拉西林、磺苄西林、头孢西丁、阿米卡星、庆大霉素、卡那霉素、链霉素、磷霉素、甲砜霉素、灰黄霉素和分子量大于 1000 kd 的药物（如万古霉素和甲磺酸粘菌素）；头孢克肟是目前已知的唯一一种在脐带血中的浓度大于在母体血浆中的浓度的抗生素，这被称为"超转移"。大多数抗生素表现为不完全转移。

青霉素

所有的青霉素及其衍生物，包括青霉素与 β 内酰胺抑制因子的组合物，如克拉维酸、磺胺等，其安全性获得了长期的证明。青霉素的母体化合物和氨基青霉素（氨苄西林和阿莫西林）的安全性同样有可靠的资料支撑。在一项多中心围产期项目中，对超过3500 例胎儿的研究表明，在孕早期使用青霉素未发现胎儿先天性变异风险的增加，也未发现其他副作用。青霉素依然是孕妇口腔感染时的首选药物。

头孢菌素类

头孢菌素在孕期有记录的使用历史悠久，它是孕期许多感染性疾病的首选药物，一般用于对青霉素不敏感（并非过敏）的患者。孕期患者肾脏清除率的提高，降低了药物血液浓度，因此需要对药物用法（加大剂量和/或增加服药次数）进行调整。

碳青霉素类

碳青霉素应在孕妇对青霉素耐药或者头孢菌素治疗效果有限时使用。

单内酰环类

由于目前缺乏相关研究资料，所以氨曲南仅用于对青霉素严重过敏且禁用 β-内酰胺类药物治疗的患者。

糖肽类

孕期严重革兰阳性菌感染时使用万古霉素被认为是安全的，尤其是在孕中晚期。孕中晚期使用万古霉素至少一周，其胎儿未观察到异常，包括听力的丧失和肾毒性。因缺乏孕早期使用万古霉素的资料，此期应慎用万古霉素。万古霉素口腔局部使用时全身吸收很少，孕期使用不会引起副作用。

大环内酯类

大环内酯类抗生素包括红霉素、阿奇霉素和克拉霉素。和大多数抗生素不同，大环内酯类通过胎盘的量很少。在大环内酯类药物中，红霉素的基础形式是青霉素过敏患者口腔感染时最常选择的。孕妇禁用依托红霉素，它与母体可逆的肝毒性（胆汁淤积性肝炎）有关。

四环素类

四环素可通过胎盘屏障。在孕中期后使用四环素，四环素会与发育中胎儿的钙结合并造成骨和牙齿的永久性染色，所以孕 15 周以后禁止使用。尽管在早期报道中，四环素并不会引起胎儿釉质的发育不全，也没有抑制早产儿腓骨的发育，但四环素还是应避免用于孕妇。

氨基糖苷类

孕期使用最多的氨基糖苷类药物是庆大霉素。它能快速地通过胎盘，1～2 h 内血中浓度达到峰值，约相当于母体水平的 40%。尚无庆大霉素导致胎儿先天性畸形的报道，也没有庆大霉素对胎儿产生耳毒性和肾毒性的报道。但文献中可查到一些孕早期使用链霉素致胎儿出现双侧先天性耳聋的病例报道。尽管有关于毒性作用的病例报道，在利大于弊时孕妇仍可短期使用氨基糖苷类药物并进行严密追踪。链霉素存在特别的风险，应避免使用。

氟喹诺酮类

氟喹诺酮类药物被认为对胎儿有肾毒性、中枢神经系统毒性和致心脏畸形作用。动物实验表明其对胎儿可产生骨和软骨的损害。不过最近，Yefet 等（2014）对发表的人类相关研究进行了文献综述，他们认为由于这些研究因实验设计不佳，样本量小，变量混杂等缺陷，氟喹诺酮类对人类或许没有对动物一样的损害。现有循证资料尚不足以支持氟喹诺酮类药物可用于孕妇，它们的安全性也未得到确认。

克林霉素

克林霉素是林可霉素类的抗生素，能通过胎盘，在孕早期使用未发现相关的先天畸形，但缺乏在孕晚期口服克林霉素的资料。

甲硝唑

孕期使用甲硝唑尚存争议。甲硝唑的还原形式有致畸性，但人体自身不能还原甲硝唑，因此没有风险。多因素分析显示，孕期任何时间使用甲硝唑与早产、低出生体重或先天性异常无相关性。虽然甲硝唑对胎儿没有副作用，但是目前推荐在孕中期和孕晚期使用。

抗真菌药

目前尚未发现制霉菌素和克霉唑与先天性缺陷有关。然而，最新的数据显示，制霉菌素可能会增加胎儿尿道下裂的风险。局部用药治疗浅表性真菌感染是安全和有效的。然而，一些数据引起了人们对使用各类系统性抗真菌药物的关注，如灰黄霉素和酮康唑，这些药物可能与胎儿畸形有关，在孕期应避免使用。氟康唑对啮齿动物和家兔具有胚胎、胎儿毒性和致畸性。氟康唑总剂量>300 mg 时，被认为具有致畸性并且在整个孕期禁忌使用。单次低剂量（总剂量≤300 mg）使用氟康唑不会增加先天性疾病的风险，在孕早期没有局部替代药物的情况下可以考虑使用。两性毒素 B 是治疗深部和危及生命的真菌感染的孕期首选药物。

抗病毒药物

妊娠登记处参与的丹麦队列研究（Pasternak 和 Hviic，2010）结果表明，与普通人群或未暴露人群相比，口服阿昔洛韦和伐昔洛韦的人群胎儿的出生缺陷率并未增加。在孕期使用泛昔洛韦治疗单纯疱疹病毒（HSV）的相关数据是非常有限的，尽管它可能不会增加主要畸形的风险，但它不应作为孕期治疗单纯疱疹的首选药物。此外，外用抗病毒药物无环鸟苷和喷昔洛韦并没有增加胎儿出生缺陷的发生率。抗病毒药物的安全性数据是比较局限的，因为存在登记人群高失访率，且缺乏前瞻性对照研究。然而，这些数据是值得信任的，医生可以用无环鸟苷或缬氨酸氯韦治疗原发性或复发性单纯疱疹病毒感染的孕妇，不仅母亲得到了及时的治疗，而且还减少了传播给新生儿的可能性，而不会过度损害胎儿的安全。

▍镇痛药

用于治疗急性和慢性牙痛的治疗剂量的药物，在孕期似乎是相对安全的。为了降低胎儿风险，药物干预应以最低有效剂量开始，尤其是在孕晚期，镇痛药的选择应在仔细核查孕妇的病史或用药史后进行。表 4.8 根据 FDA 妊娠风险（PR）评级，提供了孕期禁忌使用的最常见的镇痛药分类。

表4.8　孕期镇痛药（FDA分类）

对乙酰氨基酚	B 类（C 类*）	安全（小心*）
阿司匹林	C 类/D 类	谨慎使用
布洛芬	C 类/D 类	谨慎使用
可待因	C 类	谨慎使用
氢可酮	C 类	谨慎使用
羟考酮	B 类	安全
吗啡	C 类	安全

*静脉注射时须注意。

对乙酰氨基酚

对乙酰氨基酚（扑热息痛）是孕期最常用的镇痛药。大多数现有的研究表明对乙酰氨基酚与先天性异常的风险增加没有任何关联，因此，它被认为是最安全的止痛药。因此，口服对乙酰氨基酚的 FDA PR 评级为 B。然而，一项回顾性纵向队列研究分析了孕期使用对乙酰氨基酚与儿童行为问题之间的关系，Stergiakouli 等人（2016）报告称，母亲在孕期服用了乙酰甲胺磷的孩子出现行为问题的可能性是其他孩子的 1.4 倍，出现多动症的概率是其他人的 1.3 倍。虽然这项研究由于其设计、局限性和伦理问题而引起了相当大的争议，但数据至少指向了相关性或联系。由于对乙酰氨基酚在孕期使用的潜在风险公开数据不明确，在 2015 年的一篇关于孕期镇痛药使用情况的综述中，FDA 表示，由于设计限制或其他问题，不能从所有的研究中得出"可靠的结论"。尽管如此，长期使用对乙酰氨基酚的相关风险仍然较小。因此，建议每 4 小时最多服用对乙酰氨基酚 500～1000 mg，每天最多服用 4 g，这对孕妇来说是安全的。静脉注射对乙酰氨基酚由于缺乏动物和人体研究，FDA PR 评级为 C。

非甾体抗炎药（NSAIDs）

阿司匹林和布洛芬是非甾体抗炎药。阿司匹林不可逆地抑制 COX-1（环氧酶-1）和 COX-2（环氧酶-2）的活性，布洛芬则抑制这两种物质的环氧合酶活性。镇痛剂量的阿司匹林在 FDA PR 评级中为 C/D，是因为其潜在的流产风险、胎儿血管破裂、腹裂（腹侧全层融合缺损导致的腹部内容物疝出）、难产和分娩延迟、贫血、出血量增加和心脏动脉导管过早闭合（如果在孕晚期使用）。特别是出血倾向、颅内出血，如果母亲在分娩前 5 天服用了 5～10 g 阿司匹林，则婴儿不会发生上述风险。如果在分娩前至少 6 天服用阿司匹林，母体也不会发生出血并发症。小剂量的阿司匹林（每日 60～100 mg）有时推荐用于复发性流产、凝血障碍、先兆子痫的孕妇。布洛芬的抗炎和镇痛特性虽然在口腔科中使用是有利的，但在孕期的应用却不太有利。布洛芬在孕早期和孕中期被列为 B 类，但在孕晚期被列为 D 类，尤其是在孕晚期应避免使用。这是因为使用非甾体抗炎药和较新的 COX-2 抑制剂会引起无效的宫缩从而延长分娩的进程。分娩时出血增加和动脉导管未成熟闭合也令人担忧。这些担忧很大程度上来自于对服用大剂量阿司匹林的患者的研究以及对其他非甾体抗炎药不利反应的推断。

麻醉性镇痛药（阿片类药物）

可待因尽管在普遍人群中广泛用作镇痛剂和镇咳剂，但很少有关于孕期使用可待因的安全性的研究。孕期使用可待因的频率在 1%～3.5%。在美国，大约 1/5 的女性（21.6%）在孕期服用阿片类药物。虽然对阿片类的致畸性有一些关注，但可待因致畸性在动物模型的研究中还没有定论。关于孕妇使用可待因的安全性的研究较少。流行病学研究的结果是令人担忧的，因为孕期母体可待因摄入量和出生缺陷有关系。美国全国出生缺陷和预防研究（1997—2005）（布鲁萨尔等人，2011）报告了具有统计学意义的母体可待因与出生缺陷之间的关系：受孕前 1 个月到受孕后 3 个月间断摄入可待因，胎儿可发生先天性畸形，包括房间隔缺损、左心发育不良综合征、左心室流出道梗阻缺陷、脑积水；围产期合作项目表明呼吸系统畸形的风险增加与可待因有关，但其他阿片类药物并没有这样的作用（Slone 等人，1997）。另一项对 504 例神经母细胞瘤患儿进行的对照研究发现，疾病的发生可能与在子宫内接触了可待因有关（Cook 等人，2004）。另一项对 599 名婴儿的研究发现，与对照组相比，腭裂婴儿和唇裂伴或不伴腭裂婴儿的母亲更频繁地使用过阿片类镇痛药（主要是可待因）（Saxen，1975）；在孕早期使用可待因造成的差异最大。在一个有 1370 名婴儿的病例对照研究中，12 例有严重先天性畸形的婴儿曾在孕早期接触过可待因，对照组有 7 例（Bracken 和 Holford，1981）。

有两例病例报告了母亲连续摄入可待因至接近足月而导致的新生儿戒断综合征（NAS）。另两例病例报告了摄入可待因至接近足月的产妇产后发生脑梗死和 NAS 之间的关联性。Nezvalová Henriksen 等人（2012）分析了 2666 名在孕期服用可待因的孕妇的妊娠结果。孕妇孕期服用可待因对婴儿的存活率和先天性畸形的发生率并没有影响。然而，可待因与急性剖宫产、子宫收缩乏力和产后出血之间的关联可能证明在孕晚期给予可待因时需要谨慎。然而，目前尚不清楚大型队列研究和病例对照研究之间的研究设计差异是否会影响研究结果。

尽管证据不足，但是我们依然应该关注孕期使用可待因的安全性。可待因与对乙酰氨基酚的化合物的 FDA PR 评级为 C。

氢可酮和羟考酮通常与对乙酰氨基酚联合使用。羟考酮是最安全的，它是 B 类药物，动物实验中对胎儿无害，但是缺乏人类的研究数据。然而，一项研究指出，羟考酮暴露组的早产率高于未暴露组。在另一项研究中，孕期暴露于氢可酮和羟考酮的新生儿更可能小于胎龄出生（SGA 定义为在每个胎龄低于第 10 百分位数的出生体重，这一指标用于检测整个人群水平中胎儿生长受限的暴露量）。美国密歇根州医疗补助中心的研究报告了在孕早期 332 例暴露于氢可酮、281 例暴露于羟考酮和 7640 例暴露于可待因的新生儿，其主要出生缺陷的发生率为羟考酮暴露组 4.6%、可待因暴露组 4.9%（与普通人群一致）、氢可酮组 7.2%，这可能与干扰因素相关（例如母体疾病的严重程度和其他药物的共同作用）。

最后一项研究评估了婴儿在孕期暴露于包括可待因在内的一组阿片类药物的情况，确定了氢可酮、羟考酮和哌替啶与室间隔缺损、房室三间隔缺损、左心发育不良综合征、脊柱裂和腹裂存在的风险（Broussard 等人，2011）。

吗啡短时间用于镇痛似乎是安全的，尽管长期使用已被证明会导致胎儿生长迟缓和新生儿戒断。

要注意的是，关于孕期阿片类镇痛药暴露的数据应在孕期阿片类药物使用研究中提出的多种方法学挑战的背景下看。对于使用阿片类镇痛药的孕妇来讲，孕妇增加的风险是孕妇自身的潜在状态导致的，还是由药物导致的，目前很难区分。未来的研究应考虑潜在的孕产妇状况的性质和严重程度，并解决因适应证而造成混淆的可能性。由于研究数量较少，研究通常将阿片类药物视为同质组，如此一来，任何对特定阿片类药物的影响都可能被遗漏。我们需要进行更大规模的研究，特别是允许对单个阿片类药物进行评估，因为阿片类药物类别中的所有药物不太可能对胎儿有相同的作用机制。此外，研究应集中于精确的暴露测量、剂量和持续时间信息以及准确的结果评估。

▌糖皮质激素和减充血剂

糖皮质激素可用于局部或全身治疗口腔疾病和口腔颌面外科疾病。糖皮质激素的潜在致畸作用一直是其在孕期使用的主要担忧。强的松和泼尼松已在临床上应用于孕妇，特别是用于治疗严重哮喘，对胎儿无不良影响。曲安奈德和倍氯米松在动物中是致畸的，但与人类的胎儿缺陷无关。它们的局部应用是安全的，但全身使用可能会伤害母体和胎儿，因此应避免在孕期加以使用。

使用糖皮质激素所引起的妊娠特异性并发症包括胎膜早破、出生低体重、子痫前期、高血压、妊娠期糖尿病和唇腭裂。尤其是妊娠后第 1～4 周和第 5～8 周用药与唇腭裂的风险增加呈正相关。证据表明，全身皮质类固醇治疗与唇腭裂之间可能存在小但显著的关联，但绝对风险很小。围产期合作项目监测了 50282 对母子，其中 34 对在孕早期接触过可的松（Slone 等人，1997），没有观察到与先天性缺陷有关的证据。

总之，只有在益处远远大于风险时，才能在孕期使用皮质类固醇，且应避免在孕早期使用它们。

孕期使用减充血剂也遵循同样的原则。减充血剂是用于治疗牙源性鼻窦炎和关闭上颌窦后的药物之一。伪麻黄碱和苯肾上腺素是最常见的口服药物非处方减充血剂，25% 的孕妇使用伪麻黄碱作为口服减充血剂。然而，在妊娠早期应避免口服减充血剂，因为它们与腹裂、小肠闭锁和面肌短小症的风险小幅增加有关。吸入性减充血剂如氧美唑啉和苯肾上腺素都是 C 类药物，似乎是安全的。

在孕中期接触氧美唑啉与肾脏收集系统异常之间似乎存在一些联系。这些发现在影响的程度上有些一致，并表明同样暴露于吸烟的血管收缩影响的女性的风险甚至更大。然而，这些研究存在局限性，包括不准确的回忆暴露和指示混淆的可能性。此外，大多数减充血剂的使用方式是口服，而鼻吸方式是否有风险的问题尚未得到充分解决。

妊娠期糖皮质激素和减充血剂的 FDA 分类见表 4.9。

表4.9 孕期糖皮质激素和减充血剂FDA分类

糖皮质激素		
倍他米松	C 类	
德沙美松	C 类	
氟可的松	C 类	在怀孕的前三个月不安全
氢化可的松	C 类	
甲强龙	C 类	
脱氢皮质(甾)醇	C 类	
泼尼松	C 类	
氟羟烯索	C 类	
减充血剂（吸入）		
伪麻黄碱	B 类	安全
氧美唑啉	C 类	安全

非处方药物、吸烟和酒精

非处方药物（OCT 药物）

许多孕妇会服用非处方药物，尽管缺乏相关随机对照试验以指导她们在孕期的用药。大多数数据来自病例对照和队列研究。怀孕期间服用的大多数非处方药都是用于治疗过敏及呼吸系统、胃肠道系统或皮肤异常状况，以及缓解疼痛。所有 OTC 药物的使用都应与患者商量，症状的影响应与每种药物的风险和益处相平衡。

由于 OTC 药物市场的不断扩大，需要进行正式的研究，以便患者在妊娠期间对使用 OTC 药物做出安全和知情的决定。这一点尤其重要。网络上会有关于孕期安全用药的信息，但这些内容往往存在证据基础不足、说法不一致的情况。但通过网络渠道查询信息的女性确信，胎儿接触这些药物是安全的，尽管网络上没有足够的证据来确定其是否相对安全或是否存在风险。提供药物信息的网站有一半缺少一个最重要的关键信息——孕妇应该咨询医疗保健提供者，询问在孕期考虑使用的任何药物。"安全"药物清单的广泛可用性要求消费者了解非处方药物可能适合或可能不适合孕期使用的可靠信息。表 4.10 提供了非处方药物清单、FDA PR 评级（如果有）和妊娠安全性。之前讨论过的药物有些也是 OTC 药物但不包含在这个列表中（如止痛剂）。

表 4.10　孕期非处方药物 FDA 分类

抗组织胺类					
苯海拉明	B 类	安全	西替利嗪	B 类	安全
溴苯那敏	C 类	安全	氯雷他定	B 类	安全
氯苯那敏	C 类	安全	非索非那定	C 类	注意
非尼拉明（苯吡丙胺）	C 类	安全			
除痰剂					
愈创木酚素	C 类	不安全（孕早期）			
非麻醉镇咳剂					
右美沙芬	C 类	安全			
解酸剂					
甲氰咪胺	B 类	安全	拉贝拉唑	B 类	安全
法莫替丁	B 类	有限的人体数据	兰索拉唑	B 类	安全
尼扎替丁	B 类	有限的人体数据	氢氧化铝	N/A 类	安全
雷尼替丁	B 类	安全	碳酸钙	N/A 类	安全
奥美拉唑	C 类	安全	氢氧化镁	N/A 类	安全
艾索哌唑	B 类	安全	氢氧化镁/碳酸盐	N/A 类	安全
抗气胀药					
西米酮	C 类	安全			
止泻药					
铋	C 类	不安全（水杨酸盐含量）	氯哌拉米	C 类	有限的人体数据
通便剂					
矿物油	C 类	不安全	聚乙二醇 3350	C 类	安全
蓖麻油	X 类	不安全			

注：局部抗真菌、抗菌和类固醇面霜在孕期是安全的。

孕期的草药和膳食补充剂

草药被认为是天然产物，患者可能不认为它们有风险。FDA 结合 1994 年的《膳食补充剂健康和教育法》，最近已经开始审查草药的有效性和安全性。这需要进行与草药相关的控制性科学研究。医疗和牙科提供者要习惯定期询问患者使用草药和补充剂的情况。卫生保健提供者还应参考有关天然产品的风险和益处的现有科学文献。不幸的是，由于关于它们在怀孕期间的安全性的文献很少，因此很难找到有对照的科学研究。关于孕期草药和膳食补充剂安全性的现有信息来源应该被怀疑地看待，因为与受管制的药物不同，没有强制性的制度来报告膳食补充剂的有害影响。一些更广泛使用的草药和膳食补充剂列在表 4.11 中。

表4.11　妊娠期草药和膳食补充剂（FDA分类）

黑升麻	N/A 类	不安全	白毛茛	N/A 类	不安全
蓝升麻	C 类	不安全	草药茶	N/A 类	没有数据
罗马甘菊	N/A 类	不安全	杜松子	N/A 类	不安全
蔓越莓提取物	N/A 类	没有数据	艾叶	N/A 类	不安全
夏斯特浆果	N/A 类	不安全	肉豆蔻	C 类	不安全
紫锥菊	C 类	安全	胡薄荷油	N/A 类	不安全
麻黄制品	N/A 类	不安全	薄荷叶	N/A 类	安全
黑叶母菊	N/A 类	不安全	西番莲	C 类	不安全
大蒜	C 类	安全	覆盆子叶	N/A 类	安全
生姜	C 类	安全	芸香	N/A 类	不安全
银杏	C 类	不安全	金丝桃	C 类	没有数据
人参	B 类	不安全	缬草	B 类	没有数据
葡萄糖胺	N/A 类	安全			

孕期吸烟：烟草和电子烟

已知的吸烟的健康风险既适用于一般人也适用于孕妇。

吸烟可导致口臭、牙齿和舌头染色、味觉和嗅觉改变、组织愈合延迟、牙龈炎、癌前病变（如白斑、红斑、黏膜下纤维化）和口腔癌（见第 6 章）。母亲吸烟对胎儿的有害影响早已被动物实验和人体研究所认识到。动物研究已经证明，尼古丁和一氧化碳都会穿过胎盘，并对发育中的胎儿产生剂量依赖性的直接影响。在香烟烟雾中发现的其他潜在的致畸物包括氰化物、硫氰酸酯、镉和铅。这些物质可能对胎儿有直接毒性，并可能具有血管活性作用，或降低氧水平，从而损害胎儿。

已知的孕期吸烟的后果包括低出生体重、自然流产、早产，婴儿猝死综合征（SIDS）的风险增加，以及携带转化生长因子基因多态性的婴儿唇腭裂。出生前暴露在香烟烟雾中的婴儿发生唇腭裂的风险是正常婴儿的两倍，发生腭裂的风险是前者的4～7倍。

据报道，母亲在孕期吸烟对儿童的长期影响有智力迟钝、注意力缺陷/多动障碍（ADHD）、龋齿患病率增加以及牙齿不对称波动的风险增加。不对称波动被定义为对完全对称的随机偏差，是一种广泛使用的发育不稳定性、发育异常和稳健性的种群水平指数。它反映了一个种群的适应状态和基因组的共适应状态。最广泛使用的双侧特征包括骨骼、牙齿和面部尺寸、皮肤纹图案和脊数，以及面部形状。环境（饮食、气候、毒素）和遗传（非整倍体、杂合性、近交性）压力源都与波动不对称性的种群水平变异有关。

鉴于孕期吸烟对母体和胎儿的严重影响，戒烟的必要性至关重要。此外，使用无烟烟草（瑞典鼻烟）的女性，其分娩胎儿的死产率甚至比重度吸烟者的还要高。成功的戒烟方案涉及患者动机、行为和应对的咨询以及健康宣讲。如果这还不够，安非他酮（抗抑郁药和戒烟辅助药物）已经成功地应用于非孕期患者。FDA已经将安非他酮的怀孕风险定为B级。尼古丁浓缩物通过胎盘屏障后进入胎儿循环，可引起胎盘和子宫血管收缩。因此，尼古丁的FDA PR评级为C，只有当尼古丁贴片的好处明显超过吸烟或其他戒烟方法的风险时，才应该使用。

最近电子烟的引入导致了一种误解，认为它们在孕期作为戒烟的辅助使用是安全的。电子烟主要是一种液体（e-液体），其加热后会变成可吸入的气溶胶。e-液体中含有尼古丁、多种调味料（如樱桃、芝士蛋糕、肉桂和烟草）、乙二醇、丙二醇和甘油。电子烟会使血液中的尼古丁水平显著上升，并且可以达到与传统吸烟者相似的水平。研究表明，在制造商指定的"不含尼古丁"的10种产品中，有7种含有尼古丁。

造成婴儿不良影响的是产品中尼古丁的浓度，而不是尼古丁的载体设计。乙二醇已知有毒性，在传统烟草制品中不允许添加。虽然尚未对丙二醇对人类怀孕的影响进行研究，但已知吸入雾化丙二醇会引起喉咙刺激和干咳。电子烟加热产生的气溶胶被发现含有甲醛、乙醛（潜在致癌物）和丙烯醛，加热后形成的甘油由丙烯醛会损害肺部，并导致吸烟者出现心脏病。

不仅一些品牌的电子烟补充液被发现含有高于药品允许含量的杂质，而且一些金属，如镍，也被发现在电子烟中的浓度是香烟的 2～100 倍。此外，液相色谱-串联质谱分析显示，电子烟补充液中的特异性亚硝胺含量是电子烟制造商公布的数据的 10 倍。这些杂质对怀孕的潜在不良影响尚未确定。

电子烟帮助戒烟的有效性尚未得到证实，电子烟可能是一种欺骗性的戒烟工具。虽然已有研究探讨了电子烟在一般人群中的使用，但尚未对其在怀孕期间的使用进行研究。重要的是，医生和患者要了解，电子烟的内容物是可变的，目前不受 FDA 的监管，需要继续进行研究，以告知患者使用电子烟的潜在风险和好处，包括对孕妇的影响。

酒精

鉴于女性不愿承认她们参与了社会认为对未出生的孩子有风险的行为，怀孕期间的饮酒程度一直难以量化。卫生专业人员应该询问所有孕妇的饮酒情况。

乙醇可能是最有效的致畸剂之一。怀孕期间饮酒的影响既广泛又隐蔽。任何程度的饮酒都会使孕妇面临危险。怀孕期间酒精的安全阈值剂量尚未确定，但目前的数据表明，狂饮和长期摄入大量酒精对胎儿产生的风险最高。大量饮酒（每天喝>1 杯）已被证实使低出生体重或出生长度低于 10 百分位、极端早产（<妊娠 32 周）、流产或自然流产的风险增加近 5 倍。在怀孕期间每天喝 8 杯或 8 杯以上酒的妇女有 30%～50% 生的孩子具有胎儿酒精综合征（FAS）的所有特征，即某些身体畸形和认知缺陷。怀孕期间饮酒也被证实会增加胎儿死亡的风险。与不饮酒的孕妇相比，母亲怀孕期间酗酒三次或三次以上，其胎儿死亡的可能性为 55%。

胎儿酒精综合征是对妊娠期饮酒的后果最明确的描述。诊断的主要表现为三个特征：特征性面部异常、产前和/或出生后的生长缺陷以及中枢神经系统异常。表 4.12 总结了胎儿酒精综合征 [FAS、部分 FAS、酒精相关出生缺陷（ARBD）、酒精相关神经发育障碍（ARND）] 的临床特征。这些异常的风险在大量饮酒和酗酒（每次 5 杯或更多）的母亲中更为明显。

表 4.12　胎儿酒精综合征的临床表现

FAS	
腭裂(多个裂口)	小眼症
小头畸形	内眦赘皮折叠
上唇薄、宽或细长	鼻梁扁平

续表

鼻背短	滤泡发育不全或者缺失
上唇发育不全	面中部发育不良
短睑裂	小颌畸形（皮埃尔·罗宾序列征）
部分 FAS（仅有部分 FAS 面部特征）	
产前或产后生长受限	一种或多个中枢神经系统发育异常
ARBD	
室间隔影响	特应性皮肤病
房间隔缺损	软硬两种类型的神经系统症状（癫痫、震颤、精细
D 型大血管转位	和大运动困难）
主动脉弓发育不全	脑结构异常
心脏圆锥动脉干畸形	沟通障碍
双侧肾缺失/发育不全	学习成绩差
脊椎骨分节不良	认知障碍（智力低下）
脊柱侧弯	记忆力差
髋关节缺陷	执行能力差
上睑下垂	抽象推理能力差
斜视	注意力缺陷/多动症
视神经发育不全	适应性行为差
传导性听力丧失	社交障碍
神经感觉性听力丧失	
ARND（ARBD 的一个或多个 CNS 特征）	
完成复杂任务时明显障碍	情绪不稳定
语言表达和理解有障碍	学业成绩欠佳
行为障碍	

FAS 儿童的长期牙科影响主要是由与该综合征相关的颅面疾病引起的，但也有一些其他的疾病严重影响这些儿童的口腔健康、功能和生活质量的问题。

● 牙发育不全

- 小牙

- 乳牙延迟脱落

- 恒牙延迟萌出

- 口腔周围和咀嚼肌无力，影响咀嚼、语言和吞咽

- 口呼吸导致口干、龋齿和牙龈炎

- 长时间和过度流口水

- 在不合适的年龄，对咸味或辛辣味食物的不同寻常的口味偏好

- 舌推力不足［口面部肌功能障碍（OMD）］

饮酒对孕产妇的口腔健康也有不利影响，可致龋齿、牙齿磨损和牙蚀、牙周病和牙齿脱落的发病率增加。酗酒者较少关注他们的总体健康和卫生状况，这是导致龋齿、牙周病和相关牙齿脱落的发病率增加的原因。酗酒女性牙齿脱落的其他原因可能是她们的冒险行为和攻击性行为，这增加了意外创伤和牙齿脱落的可能性。伴随急性中毒的精神运动损伤进一步增加了创伤性损伤的可能性。

酗酒者报告睡眠磨牙症的风险也更高，从而导致牙齿磨损。大量饮酒的人会有普遍的牙齿侵蚀。研究表明，49.4％的酒精依赖患者患有牙釉质和/或牙本质侵蚀，这不仅是由于酒精的酸性侵蚀作用，还来自酒精、抑郁、GERD和吸烟之间的高度相关性。与一般酒精成瘾者的情况一样，酗酒的孕妇患癌前病变和口腔癌的风险增加。酗酒者和吸烟者患口腔癌的风险可能是不吸烟或不喝酒的人的100倍。

非法药物滥用

孕产妇吸毒和非法药物滥用的问题已受到严重关切。由美国国家药物滥用研究所（NIDA）进行的2010年全国药物使用和健康调查（NSDUH）报告称，孕妇使用非法物质的情况大幅增加。目前，15～17岁孕妇的非法药物使用率为16.2％，18～25岁孕妇为7.4％，26～44岁孕妇为1.9％。然而，目前的数字仍然被认为是一个低估值，因为孕产妇的药物使用经常被低估。恐惧、内疚、羞耻和尴尬阻止了许多妇女在怀孕期间透露吸毒的情况。因此，孕妇可能会避免或推迟产前护理，这将进一步危害其健康，增加对胎儿的风险。因此，保健专业人员有责任以保障信息的隐私和保密的方式询问孕妇使用非法药物的情况。

大麻

大麻是美国孕妇最常用的非法药物。尽管美国在减少非法药物使用方面取得了一些

进展，但大麻的使用仍在继续增加。根据美国药物滥用和精神健康管理局（SAMHSA）的数据，多达 11% 的孕妇报告说最近使用过大麻。在美国大麻使用合法化后，使用大麻的孕妇人数预计将会增加。在美国内华达州、缅因州、科罗拉多州、华盛顿州、加利福尼亚州、马萨诸塞州、阿拉斯加和俄勒冈州这八个州，销售和拥有大麻在医疗和娱乐用途上都是合法的；美国华盛顿特区已经将个人使用大麻合法化，但没有将商业销售大麻合法化。美国 23 个州和哥伦比亚特区已经通过法律，允许一定程度的医用大麻，14 个州已经采取措施在某种程度上使大麻合法化。除了已知的欣快、放松状态、嗜睡、食欲增加、短期记忆丧失、判断和语言技能受损、感知扭曲和协调速度减慢的影响外，大麻对孕妇的影响还有大麻素呕吐综合征。

在对胎儿的影响方面，尽管关于产前接触大麻对胎儿发育或身体缺陷的影响几乎没有共识，但一些研究表明，怀孕期间使用大麻与死产、早产、胎儿宫内生长受限、低出生体重、新生儿重症监护病房入院以及在一些研究中出生缺陷（阻塞性泌尿生殖系统缺陷、多指、并指和上肢复位畸形）的增加有关。然而，最近的研究发现，这并没有增加胎儿出生缺陷的风险。

吸食大麻烟雾对婴儿健康构成的威胁与二手烟类似，二手烟与儿童时期呼吸道疾病的发病率增加有关，包括哮喘、支气管炎和肺炎，以及更频繁的耳部感染。

有证据表明，在怀孕期间接触大麻有可能影响多巴胺能靶细胞的成熟。多巴胺功能障碍与神经精神疾病的风险增加有关，如抑郁症、精神分裂症和药物依赖。在子宫内接触过大麻的婴儿中出现的其他神经行为功能障碍可能包括：

- 夸张和延长的惊吓反射
- 增加了手—口的行为
- 高音调哭闹
- 不良习惯
- 婴儿睡眠—觉醒周期障碍
- 视觉—知觉任务和语言技能的延迟习得
- 攻击性增加
- 注意力不集中
- 在阅读、拼写和解决问题的技能方面有缺陷
- 在需要视觉记忆、分析和整合的任务中表现不佳
- 较差的学校表现
- 中度认知缺陷

- 智商分数降低
- 认知功能降低
- 青春期的学习能力降低
- 在威尔舍个人成就测试中获得的阅读和作文成绩较低
- "执行功能"较低的不良行为
- 冲动或多动行为

可卡因

可卡因滥用仍然很普遍，在美国育龄妇女中也很普遍。可卡因能通过胎盘，母亲使用可卡因后药物会迅速扩散到胎儿组织，其在胎儿器官中的浓度是在血液中的几倍。胎儿接触可卡因并非没有后果。

可卡因会引起血管收缩和高血压效应，这可导致子痫前期样综合征、心肌梗死、心律失常、中风、偏头痛、癫痫发作和母亲的猝死。可卡因还会导致胎膜早破和增加孕妇子宫的收缩力，从而导致子宫破裂。胎盘早剥是可卡因滥用者最常见的妊娠并发症，其发生率是非吸毒者的4倍。

母亲使用可卡因对胎儿的影响包括早产、低出生体重、头围小、宫内生长受限和新生儿死亡率的增加。此外，胎儿对麻醉剂的依赖与母亲长期使用可卡因有关。新生儿的症状还可能包括易怒、胃肠道疾病、震颤，甚至癫痫发作，先天性异常包括心脏和视力缺陷、脑积水、脑梗死和神经系统缺陷。

由于可卡因抑制多巴胺、血清素和去甲肾上腺素的再摄取，大多数关于可卡因对人类发育影响的研究都是关于其对神经系统的影响——包括中枢和自主神经系统。可卡因对认知和神经运动的发展有显著的有害影响。在子宫内接触过可卡因的儿童都有被发现在儿童时期有注意力缺陷障碍，并对其成熟有未知的影响。

海洛因、冰毒和致幻剂

海洛因能通过胎盘进入胎儿血液循环。孕期使用海洛因会增加早产、低出生体重儿、呼吸系统疾病、低血糖、颅内出血和婴儿死亡的发生率，还会增加HIV病毒从共用针头的母亲传给胎儿的概率。

相较鸦片、酒精、大麻和可卡因而言，鲜有关于冰毒的使用及其对孕妇和婴儿的影响的研究。虽有病例报告和回顾性研究表明，诸如胎儿中枢神经系统、心血管系统和胃肠系统的缺陷以及唇腭裂和肢体缺陷出现加重的可能性或与冰毒的使用相关，然而病例对照和前瞻性研究却并未证实这些发现。目前，研究结果不支持在孕期使用冰毒会增加出生缺陷这一理论。但冰毒的使用与小于胎龄儿（SGA）、新生儿及童年时期各年龄段的神经发育异常均有关联。

已有证据表明，冰毒会对牙齿和牙周状况造成有害影响（如"冰毒口"）。在一项涵盖 571 名冰毒使用者的研究中发现，96% 的人曾患过龋齿，58% 的人有未经治疗的龋齿，只有 23% 的人保留了所有的天然牙。该研究还发现，尽管 2011 年和 2012 年的全国预测数据表明普通成年人中龋齿的患病率与研究组相似，但"冰毒组"中未经治疗的龋齿比例是对照组的两倍多（58% 比 27%）。此外，"冰毒组"的牙齿留存率约为美国普通人群的一半（23% 比 48%）。更有令人咋舌的数据表明，高达近 60% 的研究样本人群缺失了 1 颗或多颗牙齿，3% 的人全牙列缺失。虽然只有 8.5% 的普通成年人缺失 6 颗牙（含）以上，但研究显示，此类人群在冰毒的使用者中所占比例明显更高（31%）。由此可见，龋齿发病率与冰毒的使用量呈正相关。此外，30 岁及以上的冰毒使用者、女性和吸烟者更易患龋齿和牙周病。服用药物引起心理层面和生理层面的共同变化会进一步导致口腔干燥及长期糟糕的口腔卫生状况，从而成为牙齿广泛龋坏的潜在诱因。再者，冰毒其本身也是酸性的。

最广泛使用的致幻剂有两种：苯环利定（PCP，俗称"天使尘"）、麦角酰二乙胺（LSD，俗称"摇脚丸"）。PCP 和 LSD 的使用者都可能表现出暴力行为，要知道母亲若在暴力事件中受伤，则可能会对胎儿造成伤害。孕期频繁使用 PCP 还可导致胎儿低出生体重，新生儿肌肉控制不良、大脑损伤，甚至以嗜睡和颤抖相交替为特点的戒断综合征。同样的，若孕期频繁使用 LSD 也可能导致各种出生缺陷。新生儿戒断综合征（NAS）是孕期使用非法药物引起的主要负面影响之一，此类综合征是在经受阿片类药物戒断的母亲所产婴儿中观察到的一种全身性障碍。海洛因作为最易成瘾的毒品，是引起 NAS 的主要原因之一。尽管包括苯二氮卓类、苯丙胺类、可卡因、巴比妥类和阿片类药物在内的其他药物也可致 NAS 产生，但研究表明，NAS 的发病率在接触阿片类药物的婴儿中最高。NAS 的体征和症状包括：

- 打哈欠
- 极度沮丧
- 打喷嚏
- 无法自我纾解
- 出汗
- 睡眠欠佳
- 鼻塞

- 呼吸系统疾病
- 色斑
- 自主神经功能紊乱
- 发烧
- 胃肠功能紊乱
- 流泪增多
- 肌张力增高
- 颤抖
- 易怒
- 惊声尖叫

NAS 不止影响接触违禁品的婴儿，还会影响接触阿片类药物成瘾治疗药物（美沙酮和丁丙诺啡）的婴儿。美沙酮是治疗孕期阿片类药物成瘾的首选方法，使用该药时仍需落实可以替代的循证干预措施来改善它与 NAS 相关的不良影响。鉴于此，丁丙诺啡作为治疗孕期阿片类药物成瘾的另一种药品，已被证实可成为安全有效的美沙酮替代物（Kraft等，2017；Ling 等，2012）。研究还发现，丁丙诺啡可有效降低阿片类药物依赖的 NAS。

使用违禁品会导致孕产妇口腔卫生环境变糟的风险增加，原因有多种，包括有限的口腔健康保健机会、不良的饮食和口腔卫生习惯、对口腔卫生和保健的消极态度，以及违禁品对口腔健康的直接影响。药物可通过多种机制直接影响口腔健康，包括唾液分泌不足所致的口干症加重，糟糕的饮食方式和自我护理方式所致的龋坏、牙釉质腐蚀和牙周病的发生率增高。根据主要给药方式的不同，吸毒者会表现出多种口腔和颌面部症状。表 4.13 总结了孕期使用不同种类违禁药物对口腔健康的影响。

尽管文献中有充分的证据表明，孕期滥用药物对母亲、胎儿、婴儿及随后的儿童期和成人期都有严重危害，但仍有许多混杂因素会影响关于这一课题的研究价值。

镇静性用药

▌口服镇静

口服镇静剂是缓解因口腔科或医疗操作而产生的压力和焦虑的方法之一。苯二氮卓类（BDZ）是最常用的口服抗焦虑药，这类药物已被 FDA 的 PR 评级指定为 C 级和 D级。而三唑仑在孕期是绝对禁忌的，因为 FDA 对此的 PR 评级为 X 级。

表4.13 **违禁药物滥用对孕产妇口腔健康的影响**

大麻	阿片类和海洛因
口干症	口干症
牙周炎	黏膜异型增生
平滑面龋	灼口综合征
白斑	牙周病
牙髓炎①	味觉障碍
口腔癌	坏死性龈炎
可卡因（鼻吸）	进食困难
鼻中隔穿孔	龋齿
嗅觉改变	黏膜感染
慢性鼻窦炎	磨牙症
腭穿孔	念珠菌病
可卡因（口服）	致幻剂（PCP、LSD、MDMA②）
牙龈萎缩	磨牙症
口干症	口腔溃疡
酸蚀症	牙齿磨损
可卡因（抽吸）	龋齿
嘴唇和口腔黏膜糜烂	黏膜水肿(局部使用)
冰毒	酸蚀症(局部使用)
猖獗龋(冰毒口)	黏膜坏死(局部使用)
牙齿磨损	美沙酮
口干症	口干症
牙齿敏感	酸蚀症
磨牙症	龋齿③
张口受限	

①对牙髓血运系统的不良影响；②亚甲二氧基甲基苯丙胺（摇头丸）；③可归因于含糖的美沙酮溶液，无糖溶液也有。

　　研究表明，胎儿在子宫内接触苯二氮卓类药物后可能会增加腭裂、中枢神经系统功能障碍和畸形的发生率。而关于行为致畸的资料很少，仅有少数报告提示发育迟缓。腭裂的发生是基于神经递质调节的腭突的重新定向。γ-氨基丁酸（GABA）会抑制重新定向。据此原理，苯二氮卓类药物特别是安定，可能会模拟 GABA，从而导致腭部闭合不全。然而这些研究的数据并不可靠，因为患者存在随后的用药量的不同。此外，这些研究还存在一些方法上的局限，如缺乏对孕期 BDZ 用药模式的详尽报告、回忆偏倚可能造成的影响、缺乏对混杂因素的控制以及缺乏对可能存在的先天畸形和流产儿的变量控制。

尽管与其他苯二氮卓类药物相比，利眠宁和地西泮被认为是在孕期使用的更安全的同类药物。但从临床角度出发，一般也应是在仔细评估每个病例的风险与效益比，并与该患者的其他医生协商后，进而给患有严重焦虑的孕产妇开具苯二氮卓类药物。此外，应给孕早期（即前三月）孕妇开具服用时间最短、剂量最低的处方，以避免诱发严重畸形的潜在风险，即使此风险很低。

▌笑气（N_2O）镇静

在孕期患者的治疗过程中，氧化亚氮或 N_2O 的使用仍然存在争议，因为从医学角度看，目前缺乏此种镇静方式的前瞻性、随机、盲法试验等。虽然大量动物研究已经证实了 N_2O 的致畸作用，然而由于物种间的差异，即便有可能从动物研究中推断出结果，这也是极其困难的。流行病学中的回顾性研究表明，N_2O 的使用与子宫血流量减少、生育能力降低、低出生体重儿和自然流产风险增高之间存在关联。有报道称，短期内将 N_2O 和 O_2 联合使用会有发生腭裂的风险。对于此种腭裂形成的风险，其理论模式与苯二氮卓类药物相似，可以理解为 N_2O 产生的抗焦虑作用进一步通过 GABA 抑制了腭突的重新定向。与其他吸入剂不同，N_2O 会使蛋氨酸合成酶失活，从而抑制同型半胱氨酸和甲基四氢叶酸转化为蛋氨酸和四氢叶酸。需要注意的是，蛋氨酸本身为一种必需的氨基酸，而四氢叶酸同样在 DNA 的生成中十分重要。鉴于此，当孕期使用 N_2O 时，应对各种质疑进行科学论证。这种影响尚未被证明在人类中具有显著的临床意义，但已有研究表明，所有接受 N_2O 麻醉的患者都应服用预防剂量的叶酸、蛋氨酸和维生素 B_{12}。

大部分方案实施者认同，只有在局部麻醉药不足的情况下，并与患者的产前护理人员协商后，才应该使用 N_2O。此外，避免缺氧是孕期患者需要注意的一个重要方面，同样也说明 N_2O 应该谨慎使用。如果用于口腔临时手术，建议其浓度不应超过 N_2O 与 O_2 混合物的 50%。

最后值得一提的是，N_2O 尚未被 FDA 划分为任何类别。

注：根据美国国家职业安全与健康研究所（NIOSH）的建议，牙科手术室中的 N_2O 浓度应保持在建议的使用限值（约 25 ppm 或每立方米 45 mg）。

▌静脉程序性镇静

口腔和颌面疾病的治疗可能需要使用静脉程序性镇静。程序性镇静和镇痛包括使用短效止痛剂和镇静药物，从而使临床医生能够有效地执行手术操作，同时能密切监测患者的潜在不良反应（表 4.14）。

表 4.14　程序性镇静的风险（孕期特有）

条件	影响
孕产妇低氧血症（轻度，短期）	胎儿可耐受
孕产妇低氧血症（重度）	致畸胎、死胎
孕产妇高碳酸血症或低碳酸血症	胎儿呼吸性酸中毒
心肌抑制	
子宫动脉血管收缩	
子宫血流量减少	
高氧血症	没有人体证据表明短期 100% 供氧对胎儿有不良影响
低血压	子宫胎盘循环减少
胎儿缺血	

在程序性镇静中应适当考虑的生理变化和某些与孕期相关的情况（在第 2 章中讨论）包括：

- 孕产妇耗氧量增加
- 功能余量减少
- 孕产妇过度换气
- 孕产妇 $PaCO_2$ 降低
- 全身血压降低
- 仰卧位低血压综合征
- 心输出量增加

- 孕产妇红细胞压积降低
- 反流性食管炎和烧心
- 胃排空延迟
- 胃酸吸入的风险增加

程序性麻醉最常用的药物是芬太尼、咪达唑仑、异丙酚和氯胺酮。

芬太尼

FDA 对于芬太尼的 PR 评级为 C。芬太尼很容易通过胎盘，有实验证据表明其能在胎儿体内迅速代谢，但目前尚无关于芬太尼在孕早期使用的体内研究。动物研究没有发现其致畸性的证据，但已有一些生殖毒性的相关报道。

咪达唑仑

咪达唑仑是一种苯二氮卓类药物，FDA 对其的 PR 评级为 C。苯二氮卓类药物对胎儿的潜在影响已在"通过口服镇静"一节中讨论过。

异丙酚

异丙酚是短耗时外科手术的首选麻醉剂，因为它的作用时间短，循环代谢快，FDA 对其的 PR 评级为 B。孕产妇低血压是异丙酚的常见副作用，但有研究表明，异丙酚具有扩张胎儿胎盘血管的作用，反而可维持适当的脐血流量。目前暂无动物或人体研究的证据表明异丙酚具有致畸性；然而，在临近分娩时使用异丙酚，特别是高剂量（9 mg/kg）使用时，可能会对新生儿的神经行为功能产生一过性抑制。

氯胺酮

FDA 将氯胺酮的 PR 评级为 N（未分类）。目前没有关于氯胺酮对人体致畸性的研究数据。有些研究表明在孕早期和晚期，子宫收缩呈剂量依赖性，同时也有研究否认了这种变化。若在孕早期使用氯胺酮，且剂量为 2 mg/kg 或更高时，这些影响更为显著。目前我们已能熟知的是，氯胺酮可以使孕产妇的心率升高 30%～40%，因此不建议将此药用于既往患有高血压的女性。还有一个令人担忧的问题是，当临近分娩时给予氯胺酮，会对新生儿的神经行为功能产生抑制作用。有限的体内研究数据表明，氯胺酮虽然可以在整个孕期低剂量使用，但选用其他药物或许更为可取。

手术过程中应密切监测并控制镇静程度，这一点尤为重要。若已达到深度镇静水平，则可能需要辅助措施以确保气道得到保护，并获得充分的通气。若深度镇静进一步达到全身麻醉的水平，则可能有必要进行气管插管，而由于孕产妇气道发生的生理变化会使得插管困难的风险大大增加。要知道，失去对呼吸道控制是孕产妇死于麻醉相关因素中最常见的原因。

全身麻醉

根据适应证的紧急程度，在孕期的任何阶段都可能需要进行非产科手术。最常见的适应证是急性牙源性感染、腹部感染（急性阑尾炎的发病率为 1∶2000，胆囊炎的发病率为 6∶1000）、孕产妇创伤以及良/恶性肿瘤手术。在护理此类孕产妇时，必须为母亲和胎儿提供安全的麻醉。

全面了解孕期的生理状态和药物适应证是确保产妇安全的必要条件。同样地，为了确保胎儿安全，需要在其发育的关键时期避免使用具有潜在危险的药物。此外，还应保证子宫内得到充分的胎盘血液灌注，避免和/或治疗早产。

呼吸道改变包括口咽黏膜肿胀和糜烂，会进一步导致鼻出血的发生率增加，咽喉部缩小，以及插管困难。研究表明，Mallampati 分类（Ⅲ和Ⅳ）对于预测孕妇气管插管困难与否的准确性，明显高于非孕期状态。实际上，孕产妇在麻醉诱导过程中插管失败的发生率较高这一特点在文献中一直存在争议，而无论插管失败是否变得越来越频繁，失去对呼吸道控制仍是孕产妇死于麻醉相关因素最常见的原因。为降低孕产妇在麻醉期间失去呼吸道控制的风险，措施可包括更好的模拟临床训练、完善的气道紧急预案、先进的气道设备以及经验丰富的麻醉医生。

孕期患者发生误吸的风险更高。这是由于孕期会出现诸如子宫体积增大的生理变化，会导致胃上移及胃内压升高。同时，此类患者还易出现胃反流增加、胃动力延迟和胃食管括约肌功能减弱。而下食管括约肌张力下降可能是由于孕激素的直接作用。

无论使用哪种药物，对孕期患者进行全身麻醉时都必须解决与胎儿相关的三个非常重要的问题：避免使用致畸药物、避免胎象不稳（以前称"胎儿窒息"）和预防早产。

▎全身麻醉剂的选择

尽管有多年的动物研究和人体观察实验，但没有一种麻醉剂显示出对人类胎儿有明显的危险，同时也不存在最佳的麻醉技术。Mazze 和 Kallen（1989）曾对孕期接受麻醉和手术的孕产妇进行了大规模的回顾性研究，他们引用并评估了 1973—1981 年间瑞典三个卫生保健机构的数据。研究显示，在 72 万名孕产妇中，5405 名（约 0.75%）接受了非产科手术，其中 2252 人在怀孕前三个月就接受了非产科手术。就胎儿死产的发病率或先天性畸形的总体发病率而言，接受手术的患者与对照组之间并无差异。然而在手术组中，由于早产和宫内生长受限，低出生体重（1500 g）儿的发病率增加了，孕早期神经管缺陷的发病率也增加了。

一项 meta 分析评估了符合纳入标准的 4052 篇文献中的 54 篇，其中分析了 12452 名在孕期接受手术的妇女情况（Cohen-Kerem 等人，2005）。作者发现产妇死亡率不到 1/10000，非产科手术是不会增加胎儿重大出生缺陷的风险，而手术和全身麻醉也并非自然流产的主要危险因素。然而，急性阑尾炎合并腹膜炎确有流产的风险。表 4.15 列出了广泛用于诱导、吸入和神经肌肉阻滞的麻醉剂及其相应的 FDA PR 评级。

表 4.15　孕期全身麻醉剂的 FDA 分级及致畸性

全身麻醉剂[1]（诱导、吸入、神经肌肉阻滞）	致畸性（不良反应）	
	动物	人类[2]
异丙酚（B 类）	不会	不会
依托咪酯（C 类）	会	不会
异氟烷（C 类）	会	不会
地氟醚（B 类）	不会	不会
七氟烷（B 类）	不会	不会
阿曲库铵（C 类）	会	不会
巴夫龙（C 类）	不适用	不会
维库溴铵（C 类）	不适用	不会
琥珀酰胆碱[3]（C 类）	不适用	不会
肌松药拮抗药[4]（N 类）	不会	不会

[1]最广泛使用的；[2]没有足够的/对照良好的数据研究，未观察到致畸性或不良反应；[3]假性胆碱酯酶含量异常低的孕产妇慎用；[4]逆转巴夫龙和维库溴铵；N：FDA 的 PR 评级未定；不适用：没有适用的动物研究。

注：一般建议在没有其他替代药物，并且只有在潜在益处与对胎儿的潜在风险相符时，才可在妊娠期间使用所列出的以上麻醉剂。

▌全身麻醉下的胎儿不稳定状态

急性缺氧会导致胎儿的状态不稳定。当孕产妇的 PaO_2、$PaCO_2$、子宫血管阻力和血压维持在正常范围时，胎儿的氧合是有保证的。若孕产妇处于全身麻醉期间，胎儿便可发生急性缺氧。

但这是可以通过给氧来进行控制的，且短期内的高氧水平似乎不会对胎儿造成任何不良影响。由于胎儿的氧解离曲线左移（这促进了胎儿摄氧量增加），且胎儿的平均血红蛋白为 17 g/dL，因此胎儿的血氧分压虽然只有不到 30 mmHg，但氧含量几乎与孕产妇相同。要知道，一个健康的胎儿可以安全地耐受 50% 的缺氧量，而二氧化碳的交换依赖于浓度梯度和子宫血流量。胎盘血管系统通常维持在血管扩张状态（虽然不像经典模型那种最大程度的扩张），这可能是继发于一氧化氮的释放。许多关于子宫血流的研究都依赖于 S/D 比率，即收缩期最大血流速度除以舒张期最小血流速度的比率。而 S/D 比率升高与胎盘血流灌注不良相关。孕产妇低碳酸血症（通常是由过度通气和胸压升高所致）可导致胎儿状态不稳，胎儿缺氧和继发性酸中毒，以及继发于血管收缩的静脉回流减少。此外，还可致孕产妇氧解离曲线左移（二氧化碳导致氧气排出，低碳酸血症导致氧气潴留）。

孕产妇低血压可能是术中最值得关注的问题。深度吸入药物会导致产妇血压迅速降低，进而导致胎儿缺氧。因此，应使用更低水平的全麻药物来缓解手术应激反应，但这依旧不足以应对孕产妇血压降低。若出现孕产妇低血压，则应立即给予治疗，包括静脉输液，将患者重新调整到侧卧位，减少麻醉剂浓度以及血管收缩药物的使用。几十年来，麻黄碱一直是治疗孕产妇低血压的首选药物。基于对绵羊的经典模型研究，这些数据表明纯 α-肾上腺素能激动剂（如苯肾上腺素）对子宫内胎盘血流具有不利影响。然而，与过去建议相反的是，目前麻黄碱和苯肾上腺素都被认为是控制孕期孕产妇动脉压的安全有效的升压药。同时，过去二十年的临床试验已证明，在预防孕产妇血压降低及其后遗症（如恶心和呕吐）方面，苯肾上腺素和其他 α-激动剂（如间羟胺）是较为安全的，且通常比单独使用麻黄碱更为有效。此外，与使用苯肾上腺素或其他纯 α-激动剂相比，麻黄碱的使用与新生儿较低的 pH 值及新生儿酸中毒的高发病率相关。

▌全身麻醉与早产的预防

许多研究已经报道了全身麻醉与早产风险增加之间的潜在联系。其中有项研究显示，早产率约为 9%，围产期死亡率约为 7.5%，而此研究中早产率的正常值为 2.2%。像此类研究和其他将全身麻醉和早产风险进行比较的研究都存在一个固有的问题：很难确定早产的发病率是源于全麻药物的结果，还是由手术应激对患者产生的影响。研究数据更偏向于手术应激导致早产的可能性，而非使用全身麻醉剂。

▌全身麻醉下的胎儿监护

美国妇产科医师学会产科临床委员会发布了以下与孕期非产科手术的相关建议。
- 手术应在有新生儿和儿科服务的机构中进行。
- 具有开展剖宫产手术资质的产科护理人员可随时待命。
- 有可随时判读胎儿心率模式的资质人员。

胎儿监护的一般指南包括以下内容：
- 如果胎儿被认为是还不能生存的（未发育至足以在子宫外存活），通常在手术前后通过多普勒监测胎儿心率就足够了。
- 最低限度，如果认为胎儿是可存活的，也应在手术前后同时进行电子胎心和宫缩的监测，以评估胎儿的健康状况和有无宫缩。

当以下所有条件都适用时，则宜采用术中电子胎心监测。
- 胎儿是可以存活的。
- 术中进行电子胎心监测从物理原则上是可行的。
- 具有产科手术权限的医务人员，并愿意在术中为满足适应证的胎儿进行干预。
- 某些特殊情况下，孕产妇已经对紧急剖宫产表示知情同意。
- 手术计划的特点满足安全地中断或更改流程，以提供实施紧急分娩的通道。

在特定情况下，可考虑对尚不能存活的胎儿进行术中胎儿监护，以便进行位置定位或氧合干预。胎儿监护的使用方式应个体化，具体实施时应基于胎龄、手术类型及可用的设备。归根结底，每个病例都需进行团队合作（麻醉和产科护理人员、外科医生、儿科医生和护士）才能确保产妇和胎儿的最佳安全。

注意：在全身麻醉的情况下，胎心异常丢失并不总是评估胎儿危急的指标，而可能仅仅是对胎儿自主神经系统产生预期麻醉效果的指标。术中胎心减慢更多的则是与胎儿低氧血症和酸中毒有关，但也可能与孕产妇体温下降、呼吸性酸中毒及使用药物、麻醉剂或二者皆用等因素相关。

参考文献

ADA Science Institute, Center for Scientific Information (2016) *X-rays: Radiation Exposure in Dentistry*. Available online at: www.ada.org/en/member-center/oral-health-topics/x-rays (accessed 18 October 2017).

American College of Obstetricians and Gynecologists（2016）Committee Opinion No. 656. Guidelines for Diagnostic Imaging During Pregnancy and Lactation. *Obstetrics and Gynecology*, 127, e75.

American Pregnancy Association（2015）*Using Illegal Drugs During Pregnancy*. Available online at http:// americanpregnancy.org/ pregnancy-health/illegal-drugs-during-pregnancy/（accessed 18 October 2017）.

American Pregnancy Association（2017）*Herbs and Pregnancy*. Available online at: http:// americanpregnancy. org/pregnancy-health/ herbs-and-pregnancy/（accessed 18 October 2017）.

Azzam FJ, Padda GS, DeBoard JW, et al.（1996）Preoperative pregnancy testing in adolescents. *Anesthesia and Analgesia*, 82, 4.

Bracken M and Holford T.（1981）Exposure to prescribed drugs in pregnancy and association with congenital malformation. *Obstetrics and Gynecology*, 58, 336.

Broussard CS, Rasmussen SA, Reefhuis J, et al. and National Birth Defects Prevention Study.（2011）Maternal treatment with opioid analgesics and risk for birth defects. *American Journal of Obstetrics and Gynecology*, 204, 314.

Cohen-Kerem R, Railton C, Oren D, et al.（2005）Pregnancy outcome following non-obstetric surgical intervention. *American Journal of Surgery*, 190, 467.

Cook M, Olshan A, Guess H, et al.（2004）Maternal medication use and neuroblastoma in offspring. *American Journal of Epidemiology*, 159, 721.

Dellinger TM and Livingston MH.（2006）Pregnancy: physiologic changes and considerations for dental patients. *Dental Clinics of North America*, 50, 677.

Flynn TR and Susarla SM.（2007）Oral and maxillofacial surgery for the pregnant patient. *Oral and Maxillofacial Surgery Clinics of North America*, 19, 207.

Holtzman C, Senagore P, Tian Y, et al.（2009）Maternal catecholamine levels in midpregnancy and risk of preterm delivery. *American Journal of Epidemiology*, 170, 1014.

Hutzler L, Kraemer K, Palmer N, et al.（2014）Cost benefit analysis of same day pregnancy tests in elective orthopaedic surgery. *Bulletin of the NYU Hospital for Joint Diseases*, 72, 164.

Kahn RL, Stanton MA, Tong-Ngork S, et al.（2008）One-year experience with day-of-surgery pregnancy testing before elective orthopedic procedures. *Anesthesia and Analgesia*, 106, 1127.

Kraft WK, Adeniyi-Jones SC, Chervoneva I, et al.（2017）Buprenorphine for the treatment of the neonatal abstinence syndrome. *New England Journal of Medicine*, 376, 2341.

Ling W, Mooney L, and Torrington M.（2012）Buprenorphine for opioid addiction. *Pain Management*, 2, 345.

Manley S, de Kelaita G, Joseph NJ, et al.（1995）Preoperative pregnancy testing in ambulatory surgery. *Anesthesiology*, 83, 690.

Mazze RI and Kallen B.（1989）Reproductive outcome after anesthesia and operation during pregnancy: a Registry study of 5405 cases. *American Journal of Obstetrics and Gynecology*, 161, 1178.

Nezvalová-Henriksen K, Spigset O, and Nordeng H.（2012）Effects of codeine on pregnancy outcome: results from a large population-based cohort study. *European Journal of Clinical Pharmacology*, 68, 1689.

Pasternak B and Hviid A. (2010) Use of acyclovir, valacyclovir, and famciclovir in the first trimester of pregnancy and the risk of birth defects. *Journal of the American Medical Association*, 304, 859.

Saxen I. (1975) Associations between oral clefts and drugs taken during pregnancy. *International Journal of Epidemiology*, 4, 37.

Servey J and Chang J. (2014) Over-the-counter medications in pregnancy. American Family Physician, 90, 548.

Slone D, Shapiro S, and Miettinen O. (1997) Case control surveillance of serious illnesses attributable to ambulatory drug use, in *Epidemiological Evaluation of Drugs* (eds F Colombo, S Shapiro, D Slone, G. Tagnoni), Elsevier/North Holland Biomedical Press, Amsterdam, 59–70.

Stergiakouli E, Thapar A, and Davey Smith G. (2016) Association of acetaminophen use during pregnancy with behavioral problems in childhood: evidence against confounding. *JAMA Pediatrics*, 170, 964.

Twersky RS and Singleton G. (1996) Preoperative pregnancy testing: justice and testing for all. *Anesthesia and Analgesia*, 83, 438.

Yefet E, Salim R, Chazan B, et al. (2014) The safety of quinolones in pregnancy. *Obstetrics and Gynecology Survey*, 11, 681.

延伸阅读

Abdallah C. (2011) Teen pregnancy testing risk documentation versus cancellation? *Journal of Pediatric and Adolescent Gynecology*, 24, e45.

American College of Obstetricians and Gynecologists (2005) Committee Opinion No. 326. Inappropriate Use of the Terms Fetal Distress and Birth Asphyxia. *Obstetrics and Gynecology*, 106, 1469.

American College of Obstetricians and Gynecologists. (2011) *Committee Opinion 497. Methamphetamine Abuse in Women of Reproductive Age*. Available online at: https://www.acog.org/Resources-And-Publications/ Committee-Opinions/ Committee-on-Health-Care-for-Underserved-Women/Methamphetamine-Abuse-in-Women-of-Reproductive-Age (accessed 19 October 2017).

American College of Obstetricians and Gynecologists (2017) Committee Opinion No. 696. Non-Obstetric Surgery During Pregnancy. *Obstetrics and Gynecology*, 129, 777.

Babb M, Koren G, and Einarson A. (2010) Treating pain during pregnancy. *Canadian Family Physician*, 56, 25.

Beale DJ. (2017) Acetaminophen in pregnancy and adverse childhood neurodevelopment. *JAMA Pediatrics*, 171, 394.

Becker DE and Reed KL. (2012) Local anesthetics. Review of pharmacological considerations. *Anesthesia Progress*, 59, 90.

Bellantuono C, Tofani S, di Sciascio G, et al. (2013) Benzodiazepine exposure in pregnancy and risk of major malformations. A critical overview. *General Hospital Psychiatry*, 35, 3.

Bodin SG, Edwards AF, and Roy RC. (2010) False confidences in preoperative pregnancy testing. *Anesthesia and Analgesia*, 110, 256.

Bookstaver PB, Bland CM, Griffin B, et al. (2015) A review of antibiotic use in pregnancy. *Pharmacotherapy*, 35, 1052.

Bural GG, Laymon CM, and Mountz JM. (2012) Nuclear imaging of a pregnant patient. Should we perform nuclear medicine procedures during pregnancy? *MIRT*, 21, 1.

Cannabis in the United States. Available online at: https:/en. wikipedia. org / wiki / Cannabis_in_the_United_States.

Cengiz SB. (2007) The dental patient. Considerations for dental management and.drug use. *Quintessence International*, 38, 133.

Chen MM, Coakley FV, Kaimal A, et al. (2008) Guidelines for computed tomography and magnetic resonance imaging use during pregnancy and lactation. *Obstetrics and Gynecology*, 112, 333.

Cleves MA, Savell VH Jr, Raj S, et al. (2004) Maternal use of acetaminophen and nonsteroidal anti-inflammatory drugs (NSAIDs), and muscular ventricular septal defects. *Birth Defects Research A Clinical and Molecular Teratology*, 70, 107.

Coakley F, Gould R, Hess C, et al. *Guidelines for the Use of CT and MRI During Pregnancy and Lactation.* Available online at: https:// radiology.ucsf.edu/patient-care/patient−safety/ct-mri-pregnancy (accessed 19 October 2017).

Colgan L, Cook VA, Currie WJR, et al. (2011) Recording of pregnancy status before surgery. *British Journal of Oral and Maxillofacial Surgery*, 49S, S44.

Council on Clinical Affairs (2015) Guideline on use of local anesthesia for pediatric dental patient. *American Academy of Pediatric Dentistry*, 38, 204.

D'Amore MM, Cheng DM, Kressin NR, et al. (2011) Oral health of substance-dependent individuals. Impact of specific substances. *Journal of Substance Abuse Treatment*, 41, 179.

Dawkins L and Concoran O. (2014) Acute electronic cigarette use, nicotine delivery and subjective effects in regular users. *Psychopharmacology*, 231, 401.

Dellinger TM and Livingston MH. (2006) Pregnancy, Physiologic changes and considerations for dental patients. *Dental Clinics of North America*, 50, 677.

Dempsey D and Benowitz L. (2001) Risks and benefits of nicotine to aid smoking cessation in pregnancy. *Drug Safety*, 24, 277.

Doheny K. (2016) *Acetaminophen and Pregnancy. Bad Mix?* Available online at: https://www.webmd.com/baby/ news/20160817/acetaminophen-pregnancy−bad-mix#1 (accessed 19 October 2017).

Donaldson M and Goodchild JH. (2012) Pregnancy, breast-feeding and drugs used in dentistry. *Journal of the American Dental Association*, 143, 858.

Duncan PG and Pope WDB. (1996) Medical ethics and legal standards. *Anesthesia and Analgesia*, 82, 1.

Duncan PG, Pope WDB, Cohen MM, et al. (1986) Fetal risk of anesthesia and surgery during pregnancy. *Anes-*

thesiology, 64, 790.

Etter JF, Zather E, and Svensson S. (2013) Analysis of refill liquids for electronic cigarettes. *Addiction*, 10, 1.

Farquhar B, Mark K, Terplan M, et al. (2015) Demystifying electronic cigarette use in pregnancy. *Journal of Addiction Medicine*, 9, 157.

Fayans EP, Stuart HR, Carsten D, et al. (2010) Local anesthetic use in the pregnant and postpartum patient. *Dental Clinics of North America*, 54, 697.

Flynn TR and Susarla SM. (2007) Oral and maxillofacial surgery for the pregnant patient. *Oral and Maxillofacial Surgical Clinics of North America*, 19, 207.

Gin T. (1994) Propofol during pregnancy. *Acta Anaesthesiologica Sinica*, 32, 127.

Gravett C, Eckert LO, and Gravett MG. (2016) Non-reassuring fetal status. Case definition and guidelines for data collection, analysis, and presentation of immunization safety data. *Vaccine*, 34, 6084.

Guay J. (2009) Methemoglobinemia related to local anesthetics. A summary of 242 episodes. *Anesthesia and Analgesia*, 108, 837.

Gupta P and Subramoney S. (2004) Smokeless tobacco use, birth weight, and gestational age, population based, prospective cohort study of 1217 women in Mumbai, India. *British Medical Journal*, 328, 1538.

Gurney J, Richiardi L, McGlynn KA, et al. (2017) Analgesia use during pregnancy and risk of cryptorchidism, a systematic review and meta-analysis. *Human Reproduction*, 32, 1118.

Hutzler C, Paschke M, Kruschinski S, et al. (2014) Chemical hazards present in liquids and vapors of electronic cigarettes. *Archives of Toxicology*, 88, 1295.

Jensen RP, Wentai L, Pankow JF, et al. (2015) Formaldehyde in E-cigarette aerosols. *New England Journal of Medicine*, 372, 392.

Jones TB, Bailey BA, and Sokol RJ. (2013) Alcohol use in pregnancy. Insights in screening and intervention for the clinician. *Clinical Obstetrics and Gynecology*, 56, 114.

Kanal E, Shellock FG, and Talagala L. (1990) Safety considerations in MR imaging. *Radiology*, 176, 593–606.

Kang SH, Chua-Gocheco A, Bozzo P, et al. (2011) Safety of antiviral medication for the treatment of herpes during pregnancy. *Canadian Family Physician*, 57, 427.

Kemp MW, Newnham JP, Challis JG, et al. (2016) The clinical use of corticosteroids in pregnancy. *Human Reproduction Update*, 22, 240.

Khan I, Ansari MI, and Khan R. (2010) Oral surgery for the pregnant patient. *Heal Talk*, 3, 31.

Kieser JA, Groeneveld HT, and da Silva CF. (1997) Dental asymmetry, maternal obesity, and smoking. *American Journal of Physical Anthropology*, 102, 133.

Kim HJ and Shin HS. (2013) Determination of tobacco-specific nitrosamines in replacement liquids of electronic cigarettes by liquid chromatography-tandem mass spectrometry. *Journal of Chromatography*, 1291, 48.

Ko H, Kaye AD, and Urman RD. (2014) Nitrous oxide and perioperative outcomes. *Journal of Anesthesia*, 28, 420.

Kurien S, Kattimani VS, Sriram RR, et al. (2013) Management of pregnant patient in dentistry. *Journal of International Oral Health*, 5, 88.

Maher JL and Mahabir RC. (2012) Preoperative pregnancy testing. *Canadian Journal of Plastic Surgery*, 20, e32.

Malaika B, Koren G, and Einarson A. (2010) Treating pain during pregnancy. *Canadian Family Physician*, 56, 25.

Mallikarjuna R and Nalawade T. (2014) Alcohol, its effect on dental structures and the role of a dentist. *Journal of Alcohol and Drug Dependence*, 2, 4.

Mandim BLS. (2015) Review of anesthesia for non-obstetrical surgery during pregnancy. *Journal of Community Medicine and Health Education*, 5, 346.

Mavrogenis S, Urban R, Czeizel AE, et al. (2014) Maternal risk factors in the origin of isolated hypospadias-a population-based case-control study. *Congenital Anomalies*, 54, 110.

McDonnell-Naughton M, McGarvey C, O'Regan M, et al. (2012) Maternal smoking and alcohol consumption during pregnancy as risk factors for sudden infant death. *Irish Medical Journal*, 105, 105-108.

McQueen KA, Murphy-Oikonen J, and Desaulniers L. (2015) Maternal substance use and neonatal abstinence syndrome. A.descriptive study. *Maternal and Child Health Journal*, 19, 1756.

Merritt TA, Wilkinson B, and Chervenak C. (2016) Maternal use of marijuana during pregnancy and lactation. Implications for infant and child development and their well-being. *Academic Journal of Pediatrics and Neonatology*, 2, 1.

Meyer KD and Zhang L. (2009) Short- and long-term adverse effects of cocaine abuse during pregnancy on the heart development. *Therapeutic Advances in Cardiovascular Disease*, 3, 7.

Moon TS and Sappenfield J. (2016) Anesthetic management and challenges in the pregnant patient. *Current Anesthesiology Reports*, 6, 89.

Naseem M, Khurshid Z, Khan HA, et al. (2016) Oral health challenges in pregnant women. Recommendations for dental care professionals. *Saudi Journal of Dental Research*, 7, 138.

National Institute for Occupational Safety and Health (NIOSH) *Control of Nitrous Oxide in Dental Operatories* (DHHS/NIOSH Publication No. 96-107). Available online at: www.cdc.gov/niosh/docs/hazardcontrol/ hc3.html (accessed 19 October 2017).

National Institute on Drug Abuse (2014) *Heroin*. Available online at: www.drugabuse. gov/publications/research-reports/heroin (accessed 19 October 2017).

Neuman G and Koren G. (2013) Safety of procedural sedation in pregnancy. *Journal of Obstetrics and Gynaecology Canada*, 35, 168.

Ouanounou A and Haas DA. (2016) Drug therapy during pregnancy. Implications for.dental practice. *British Dental Journal*, 220, 413.

Pacifici GM. (2006) Placental transfer of antibiotics administered to the mother, a review. *International Journal of Clinical Pharmacology and Therapeutics*, 44, 57.

Peters SL, Lind JN, and Humphrey JR. (2013) Safe lists for medications in pregnancy. Inadequate evidence base and inconsistent guidance from Web-based information, 2011. *Pharmacoepidemiology and Drug Safety*, 22, 324–328.

Pilmis B, Jullien V, Sobel J, et al. (2015) Antifungal drugs during pregnancy, an updated review. *Journal of Antimicrobial Chemotherapy*, 70, 14.

Reitman E and Flood P. (2011) Anaesthetic considerations for non-obstetric surgery during pregnancy. *British Journal of Anaesthesia*, 107, i72.

Schweitzer A. (2006) Dietary supplements during pregnancy. *Journal of Perinatal Education*, 15, 44.

Shekarchizadeh H, Khami MR, and Mohebbi SZ. (2013) Oral health of drug abusers, a review of health effects and care. *Iranian Journal of Public Health*, 42, 929.

Shessel BA, Portnof JE, Kaltman SI, et al. (2013) Dental treatment of the pregnant patient. Literature review and guidelines for the practicing clinician. *Today's FDA*, 25, 26–29.

Shetty L, Shete A, and Gupta AA. (2015) Pregnant oral and maxillofacial patient–Catch 22 situation. *Dentistry*, 5, 9.

Shetty V, Harrell L, Murphy DA, et al. (2015) Dental disease patterns in methamphetamine users. Findings in a large urban sample. *Journal of the American Dental Association*, 146, 875.

Singer LT, Moore DG, Min MO, et al. (2012) One-year outcomes of prenatal exposure to MDMA and other recreational drugs. *Pediatrics*, 130, 407.

Soraisham AS. (2016) Maternal codeine and its effect on the fetus and neonate. A focus on pharmacogenomics, neuropathology, and withdrawal, in *Neuropathology of Drug Addictions and Substance Misuse*, vol. 3 (ed. VR Preedy), Academic Press, New York, 392–397.

Takalkar AM, Khandelwal A, Lokitz S, et al. (2011) 18F-FDG PET in pregnancy and fetal radiation dose estimates. *Journal of Nuclear Medicine*, 52, 1035.

Tanaka K, Miyake Y, and Sasaki S. (2009) The effect of maternal smoking during pregnancy and postnatal household smoking on dental caries in young children. *Journal of Pediatrics*, 155, 410.

Turner M and Aziz SR. (2002) Management of the pregnant oral and maxillofacial surgery patient. *Journal of Oral and Maxillofacial Surgery*, 60, 1479.

Upadya M and Saneesh PJ. (2016) Anaesthesia for non-obstetric surgery during pregnancy. *Indian Journal of Anaesthesia*, 60, 234.

Wang P, Chong S, Kielar A, et al. (2012) Imaging of pregnant and lactating patients. Part 1, Evidence-based review and recommendations. *American Journal of Roentgenology*, 198, 778.

Ward RK and Zamorski MA. (2002) Benefits and risks of psychiatric medications during pregnancy. *American Family Physician*, 66, 629.

Wendell AD. (2013) Overview and epidemiology of substance abuse in pregnancy. *Clinical Obstetrics and Gynecology*, 56, 91.

Werler MM. (2006) Teratogen update. Pseudoephedrine. *Birth Defects Research A Clinical and Molecular Tera-*

tology, 76, 445.

Wikstrom A, Cnattingius S, and Stephansson O.（2010）Maternal use of Swedish snuff（snus）and risk of stillbirth. *Epidemiology*, 21, 772.

Wilkening RB and Meschia G.（1983）Fetal oxygen uptake, oxygenation, and acid−base balance as a function of uterine blood flow. *American Journal of Physiology − Heart and Circulatory Physiology*, 244, H749.

Wingfield M and McMenamin M.（2014）Preoperative pregnancy testing. *British Journal of Surgery*, 101, 1488.

Women's Health Series.（2000）Herbs of special interest to women. *Journal of the American Pharmacists' Association*, 40, 234.

Yau WP, Mitchel AA, Lin KJ, et al.（2013）Use of decongestants during pregnancy and the risk of birth defects. *American Journal of Epidemiology*, 178, 198.

Yazdy MM, Desai RJ, and Brogly SB.（2015）Prescription opioids in pregnancy and birth outcomes, a review of the literature. *Journal of Pediatric Genetics*, 4, 56.

（刘娟　骆书美　刘骏宇　译）

5 孕期口腔健康教育

Christos A. Skouteris

　　妊娠可使女性积极地采取有利于健康的行为，同时也是促进孕妇学习维护口腔健康方法的机会。医护人员有责任告知孕妇口腔健康对母亲及胎儿健康有直接影响。统计数据表明，约56%的妇女在孕期没有进行过任何口腔健康护理，约59%的孕妇没有接受过任何与口腔健康相关的教育。导致以上情况的原因可能包括妇产科医生没有常规地将口腔健康纳入其临床工作中，同时一些牙科工作者由于对孕期口腔治疗安全性和重要性的不确定和错误认知而不愿治疗孕妇。其他的因素包括低收入和贫困女性无法获得相关的口腔健康护理。

　　产前口腔健康教育非常重要，孕妇应认识到口腔健康状况不良给母亲和胎儿带来的危害。这些危害主要包括以下内容：

- 致龋性变形链球菌（S. mutans）：可从母亲到婴儿垂直传播，明显增加婴儿未来的患龋风险和婴儿出生时低体重的可能。
- 早产：尽管母亲变形链球菌、龋齿、牙周病的情况与早产之间循证的因果关系尚不确定，但文献也显示二者存在可能的相关性。
- 胎儿生长受限：由牙周病引起的循环炎症介质（如细胞因子、前列腺素、白介素、肿瘤坏死因子和内毒素）被认为是早产和胎儿生长受限的可能原因。
- 严重甚至危及生命的牙源性感染。

为了提供有效的口腔健康产前教育而实施的策略应包括以下内容：

- 教育孕妇口腔健康的重要性，口腔健康关系到她和孩子的全身健康。
- 鼓励和协助孕妇在怀孕期间进行口腔护理治疗，特别是当她们存在口腔健康问题时。
- 提供并强调如何实现和维持良好口腔健康的方法。
- 对孕妇进行婴儿良好口腔健康习惯的教育，以帮助减少孩子出生后患龋齿的风险。
- 向孕妇保证在整个怀孕期间牙齿护理治疗是安全有效的。

● 告知孕妇或婴儿照顾者，可能发生唾液接触的行为会使致龋细菌传播。

产前口腔健康教育是孕期口腔保健全国共识的一部分，共识包含口腔专业人员指南。

● 评估孕妇的口腔健康状况。

● 向孕妇进行口腔健康宣教。

● 与妊娠保健专业人员合作。

● 向孕妇提供口腔疾病管理和治疗。

● 向孕妇提供帮助（建立个人档案管理，协助孕妇寻求保险、社会服务或其他需求，将孕妇情况详细告知妊娠保健专业人员）。

● 改善社区卫生服务（与支持孕妇的社区计划建立伙伴关系，为其推荐专业营养人员，提供文化和语言方面的关心）。

在认识到产前口腔健康教育的重要性后，美国妇产科学院与美国牙科协会合作，给予妇产科医生（大部分孕妇最常接触的医疗保健专业人员）以下建议：

● 与所有患者讨论口腔健康问题，包括孕妇或产后患者。

● 告知孕期口腔保健可以改善女性整个生命周期的总体健康状况，降低潜在致龋菌从母亲到婴儿的垂直传播风险。

● 第一次产前检查时评估口腔健康状况。

● 向孕妇保证怀孕期间口腔疾病的预防、诊断和治疗是安全的，包括使用牙科 X 光（腹部和甲状腺屏蔽）和局部麻醉（含或不含肾上腺素的利多卡因）。

● 告知孕妇一些需要及时治疗的情况，例如拔牙、根管治疗、龋齿的充填（汞合金和树脂复合材料），这些治疗可在任何妊娠期进行。延迟治疗则可能使病情及治疗复杂化，得不偿失。

● 对于晨吐、妊娠剧吐或妊娠晚期胃反流继发呕吐的孕妇，使用抗酸剂或用小苏打溶液（1 茶匙小苏打溶解在 1 杯水中）可能有助于中和相关的酸。

● 关注孕期的口腔健康保险，以便可以转诊给口腔医生。每个地区的口腔健康医疗补助范围可能会有很大差异。

● 与当地口腔医生建立工作关系。通过书面记录或电话转诊进行口腔护理，方法如同转诊给其他临床专业。

● 倡导口腔健康保险应扩大范围，覆盖孕前、孕中和哺乳期。怀孕是女性获得扩大口腔健康保险覆盖范围的独有时期。

- 加强常规的口腔保健措施，例如限制含糖食物和饮料，每天用含氟牙膏刷牙两次，每天使用牙线清洁一次，以及每年两次牙科检查。

注意：目前没有关于氟化物补充剂致畸风险的研究，但同时，氟化物补充剂的有效性也缺乏相关证据。因此，不推荐使用氟化物补充剂。

没有证据表明饮用水或牙膏中的氟化物对子宫内胎儿或产后的婴儿构成健康风险。

延伸阅读

American College of Obstetricians and Gynecologists. (2013) Committee Opinion 569. Oral health care during pregnancy and throughout the lifespan. *Obstetrics and Gynecology*, 122, 417.

Connecticut State Dental Association. (2013) *Considerations for the Dental Treatment of Pregnant Women: A Resource for Connecticut Dentists*. Connecticut State Dental Association with assistance from the Connecticut Section of the American College of Obstetricians and Gynecologists and the Connecticut Chapter of the American Academy of Family Physicians, Connecticut.

Leverett DH, Adair SM, Vaughan BW, et al. (1997) Randomized clinical trial of the effect of prenatal fluoride supplements in preventing dental caries. *Caries Research*, 31, 174.

Maturo P, Costacurta M, Perugia C, et al. (2011) Fluoride supplements in pregnancy: effectiveness in the prevention of dental caries in a group of children. *Oral Implantology* 4, 23.

Michigan Department of Health and Human Services. (2015) *During Pregnancy the Mouth Matters: A Guide to Michigan Perinatal Oral Health*. Michigan Department of Health and Human Services in association with Delta Dental of Michigan, Lansing, Michigan, 7-9.

National Maternal and Child Oral Health Resource Center (2012) Oral Health Care During Pregnancy: A National Consensus Statement, National Maternal and Child Oral Health Resource Center, Washington DC, 4-5.

Vamos CA, Walsh ML, Thompson E, et al. (2015) Oral-systemic health during pregnancy: exploring prenatal and oral health providers' information, motivation and behavioral skills. *Maternal and Child Health Journal*, 19, 1263.

（李春光　唐万红　译）

6 孕期口腔疾病及其治疗

口腔疾病的治疗

（Benjamin Craig Cornwall）

    孕妇及其家属常常担心在妊娠期间进行口腔治疗是否安全，这是口腔医生经常会面临的问题。这种担心一方面是由于患者及家属缺乏相关知识，另一方面是由于一部分口腔医生认为口腔治疗可能会危及胎儿。相对于发热性疾病和败血症可能导致流产，任何口腔治疗引起的自然流产的可能性是极小的。毫无疑问，妊娠期口腔治疗是必要的，也是安全的。妊娠期口腔保健不仅安全有效，而且对促进孕妇口腔健康也是必需的。需要明白的一点是：口腔治疗离不开产科和口腔保健人员的工作。如果对孕妇和胎儿进行了恰当的风险评估，口腔治疗方案可进行调整，但不必放弃。

    尽管过去的数十年中，妊娠期妇女口腔保健取得了进步，但大众对妊娠期口腔保健重要性的认识仍有差异，甚至存在错误的认识，特别是在社会经济落后地区。为了改善和促进孕妇和婴儿的口腔健康，美国牙科协会（ADA）、美国儿科学会（AAP）和美国儿童牙科学会（AAPD）等组织制定了相应的方案和指南，并强调妊娠不是疾病，不应将孕妇与普通人群区别对待。尽管如此，口腔医生仍需要掌握孕期患者的生理特征，避免对正常的生理变化产生错误的认识理解（见第 2 章）。妊娠并不是推迟日常口腔保健和牙科应急治疗的理由。不过出于谨慎，择期治疗可考虑推迟到分娩后。

▌调查问卷

    妊娠期患者初次就诊或回访时，需要建立或更新一份详尽的调查问卷。虽然调查问卷的内容可能涉及隐私，但是收集这些信息仍是必要的。

患者方面

孕期状况，近期血压变化（特别是新发的高血压），流产史，近期痉挛/Braxton-Hicks 宫缩（见第 9 章），出血/斑点，口腔内的变化（新发病变、牙龈出血?），妇产科医生的姓名、地址和联系方式。为了孕妇治疗需要，从妇产科医生处完善一些相关信息是必要的。

妇产科方面

以下内容应通过与妇产科医生沟通获得：

- 既往病史的治疗（除怀孕外，其余例如高血压、糖尿病情况及肝素钠的摄入）
- 所有正在妊娠期使用的药物的情况
- 药物和 X 射线检查方面的限制
- 是否高风险妊娠
- 预产期
- 妊娠可能引发的并发症
- 可能改善孕妇个性化保健的特殊治疗建议

▎口腔检查

问卷调查完成后，需进行口腔专科检查。孕妇口腔专科检查同其他患者专科检查一样，内容是标准化的，完整性是统一的。

病史采集和口腔检查主要内容如下：

- 现病史/现在的主要问题
- 既往病史
- 外科手术史
- 牙科病史
- 临床评估：口腔内检查
- 口腔外检查
- 牙体检查
- 牙周检查
- X 射线检查
- 口腔健康指导

在孕妇健康的情况下，口腔医生通常不需要产科医生的同意就可进行常规的口腔治疗。如果由于某种原因口腔医生认为应该推迟口腔治疗，或者患者存在某种共病状态需要药物治疗，而药物治疗可能会影响口腔治疗时，口腔医生应告知并咨询产科医生。

如果口腔医生认为孕妇有必要住院治疗，尤其是在进行全身麻醉下的口腔治疗，也应告知产科医生。同样，口腔医生是妊娠患者医疗护理中重要的一环，口腔医生所注意到的患者健康状况，有助于妇产科医生获取患者的身体状况变化。

▌特殊注意事项

许多孕期患者特有的问题会影响他们是否能忍受口腔治疗。通常，随着妊娠的进展，膀胱受压导致尿意增加，在诊治过程中，这将影响治疗时间及治疗程度。此外，尤其是在孕早期，患者往往会感到恶心，难以忍受某些气味。口腔治疗室有一种被普遍感觉到的独特气味，可能会给患者造成不良刺激，增强呕吐反射，从而导致患者大大降低对口腔内牙科器械操作的接受度和取印模时的忍耐度。总之，由于嗅觉的改变，原来可接受的气味不再能忍受。以上这些相关因素都会影响到口腔治疗。

还有一个值得关注的问题是食欲的增加。患者通常整天都在吃零食——即所谓的"孕妇大胃王"。众所周知，接触可发酵糖的频率比总摄入量对牙齿的危害更大。随着妊娠期食欲的增加，对于孕前几乎没有患龋风险的患者来说，风险大大增加，而对于孕前龋高风险患者，风险会进一步加剧。上述问题使孕期患者的牙科保健更具挑战性，也凸显口腔卫生宣教的必要性。重视家庭口腔保健和寻求专业口腔保健至关重要。

▌常见口腔疾病及其治疗

妊娠期龈炎

妊娠期龈炎被认为是妊娠期最常见的口腔临床表现，据报道孕妇的发病率可高达 100%。

妊娠期龈炎通常在妊娠第二个月后出现，随着妊娠进展而加剧，在妊娠第八个月前达到高峰。妊娠最后一个月龈炎通常会减轻，产后牙龈组织的情况则可恢复到妊娠第二个月时的状况。

因为孕酮和雌二醇会刺激牙龈组织中前列腺素的合成，所以当孕妇孕酮水平增加后会对微血管产生影响，从而造成牙龈发红、水肿和出血增加。

妊娠期龈炎的管理包括定期就诊，进行专业的清洁和监测，并对孕妇进行有关病因和预防的教育。

牙周疾病

由于孕妇发生的感染（比如泌尿系统的感染）对胎儿早产和低出生体重有影响，因此有研究提出牙周炎可能与早产有关的假说。研究也发现患有牙周炎的孕妇可见胎儿生长受限，这为该假说提供了一定的依据。其机制可能为牙周炎的病原体主要是革兰氏阴性厌氧菌群，该菌群通过其毒素或释放的炎症介质影响胎儿生长。

尽管特殊细菌在妊娠期相关龈炎中的角色难以确定，但牙龈出血和炎症似乎与革兰氏阴性杆菌数量的增加有关。然而，在妊娠期龈炎发作期间，龈下菌斑中卟啉单胞菌（以前称作类杆菌）和坦纳菌属的选择性生长已被证实。这可能是因为这些菌属能够利用妊娠期激素尤其是孕酮作为营养来源。这种选择性生长的增加也可能是得益于妊娠期免疫系统发生的变化以及龈沟局部微生态发生的变化，例如牙龈出血产生的血液为厌氧菌提供了更多的营养物质，增加的牙周袋深度为厌氧菌创造了更有利的环境。

并非所有研究都显示牙周病与胎儿早产和低出生体重之间存在相关性。到目前为止，诸多研究结果是相互矛盾的。一些研究者报道对孕妇进行牙周治疗并没有降低胎儿早产和低出生体重的风险，另一些研究者则报道牙周治疗对预防胎儿早产和低出生体重有积极的作用。一项研究发现，随着牙周袋深度的增加，以上风险实际上降低了。另一项研究发现牙周病与胎儿早产和低出生体重之间没有相关性，但有趣的是，这项研究显示牙周情况不良与后期流产之间存在明确的相关性。

最近，一项系统文献回顾的结论是，牙周病与妊娠结局可能呈负相关。近期的研究表明，接受规范且成功的牙周治疗的孕妇发生早产的风险显著降低。同一研究还显示，孕妇的激素状态增加了牙周治疗的难度。上述矛盾的研究结果，使得对患有牙周病的孕妇进行干预的研究越发受重视，这些研究有助于明确牙周病与妊娠结局是否确实存在显著的相关性，有助于明确为了好的妊娠结局，在孕期进行有效的牙周治疗是否真的值得。此外，应该有更多的研究不仅关注孕妇牙周病的治疗过程，还应关注治疗的效果和治疗的时机。

综上所述，牙周病与胎儿早产、低出生体重存在相关性，但因果关系尚未得到确定。母体牙周炎与不良妊娠结局很可能存在相关性，但不一定是其独立的因素。恰当的口腔健康维护措施十分重要。尽管存在矛盾的研究结果，有需要时，常规的牙周治疗，特别是龈下刮治和根面平整，对孕妇来说是安全和合适的。此外，需时刻意识到，妊娠期糖尿病会增加罹患牙周炎的风险。

磨耗/牙体表面缺损

怀孕期间有恶心和反复呕吐，可能会导致牙体表面缺损，这主要是由于酸侵蚀导致的。缺损常见于上颌切牙和尖牙腭面，由于牙本质暴露，患者常出现牙齿敏感症状。采用必要的预防性措施很重要，包括定期使用含氟漱口水，尤其是在那些患有妊娠剧吐和胃反流的女性。此外，应建议妊娠期妇女勿在呕吐后直接刷牙，因为刷牙会加剧对脱矿牙面的破坏。

口腔异味

许多因素可导致妊娠期口腔异味的发生或加重，除了常见的口腔卫生不良、妊娠期吸烟、饮酒和滥用药品之外，还有以下情况：

- 激素变化（例如妊娠期龈炎）
- 牙周疾病
- 龋齿
- 口腔干燥
- 口腔念珠菌感染
- 口腔黏膜病变（例如类天疱疮）
- 呕吐，妊娠剧吐
- 胃液反流
- 饮食习惯改变
- 妊娠期糖尿病

口腔异味的处理可以通过进行龋齿和牙周病、口腔念珠菌病和黏膜病变的治疗，鼓励多喝水和使用口腔保湿剂，推荐患者使用抗酸剂和苏打类漱口水，建议患者适当调整饮食，鼓励患者按需去看口腔医生，并向患者反复强调保持良好口腔卫生的重要性。

牙齿松动

即使在牙周健康的女性中，孕期也可出现牙齿松动度增加。在妊娠的最后一个月，上门牙松动度最大。松动度增加可能是由于硬骨板中矿物质的更替，而不是由于牙槽骨的改变，因为影像学检查常没有发现支持骨质的明显损失。松动度增加被认为与牙周疾病的严重程度和附着组织功能紊乱有关，通常在产后可恢复。没有证据表明需要补充额外的钙剂，治疗只在必要时对症处理。

龋齿

孕期饮食结构发生变化，特别是在孕早期，为满足食欲或减轻恶心呕吐，孕妇经常食用含糖零食和饮料。如果不注意保持口腔卫生，则孕期患龋风险将会增加。特别是当孕妇由于恶心和生病而放弃或敷衍刷牙护理时，牙齿健康状况将会变得更加糟糕。

所需的处理包括龋齿的治疗以及加强家庭和专业的口腔保健。龋齿必须得到有效治疗，以避免龋病引起潜在的并发症，尤其是急性或慢性严重感染而引起牙痛。妊娠期牙髓治疗应该是龋齿整体治疗的一部分。肯定的是用于牙髓治疗的冲洗剂次氯酸盐和根管填充材料都不会对胎儿有害。

▌口腔治疗的时机

从传统观点来看，孕早期应避免任何方式的口腔治疗，以免对胎儿器官形成造成危害。然而，没有足够的证据表明妊娠的前三个月应该禁止口腔治疗。如果延误治疗可能会给母亲带来重大风险，并对胎儿造成间接风险，紧急牙科处置在妊娠的任何时候都需要，并且可以在妊娠期的任何阶段进行。在这些情况下，可能需要采取特殊的预防措施。

对于择期牙科手术，最佳治疗时机是孕中期的前期（孕 14～20 周）。这个阶段没有致畸的风险，恶心和呕吐已经消退，子宫还没有大到足以引起不适。不过应记住，广泛重建性的处置、冠和固定桥以及可摘局部义齿的处理应推迟到分娩后。

孕早期（表 6.1）

表6.1　**孕早期建议**

● 就妊娠引起口腔变化相关知识进行宣教
● 详细的口腔卫生指导,特别是菌斑控制
● 口腔治疗仅限于牙周病的预防以及急症处置
● 避免可择期的处置
● 避免常规的放射性检查,只在必要时有选择地进行
● 此期最有必要与患者的临床医生沟通

普遍认可的孕早期是从末次月经第一天至妊娠 13 周加 6 天的时间段。在这个时间范围内，我们需要记住末次月经后的 2 到 4 周是胎儿的预分化期。在此期间，胎儿对致畸因子的抵抗力相对较强。致畸风险最大的时期是器官形成期，即胎儿最容易发生畸形

的时期，这一时期发生在预分化期之后至末次月经后第 10 周。

孕中期（表 6.2）

表6.2　**孕中期建议**

- 口腔卫生指导，干预牙菌斑的发展
- 如果有需要，行洁治、抛光、刮治等处理
- 如果患有活动性口腔疾病，需要进行干预
- 择期牙科手术是安全的（根管治疗、拔牙、修复）
- 避免常规的放射性检查，必要时有选择地进行

孕中期是指妊娠 14～27 周。在此期间，胎儿经历生长发育和成熟。要记住的重要一点是，牙齿在此期形成并且容易发生畸形。普遍认为，最好将择期治疗推迟到孕中期和孕晚期前半段。这一阶段的目标是控制活动性疾病并排除妊娠剩余时间内和产后立即出现的潜在问题。广泛性的修复和全面性的治疗在此期并不适合。

孕晚期（表 6.3）

表6.3　**孕晚期建议**

- 口腔卫生教育与菌斑控制
- 如果有需要，行洁治、抛光、刮治等处理
- 控制活跃的口腔疾病
- 应尽量减少使用 X 射线检查
- 进行选择性的牙科手术是安全的，但避免在妊娠后期进行选择性牙科护理

孕晚期是指妊娠 28 周直到分娩。从孕晚期的前半段开始，避免手术。在妊娠的这个节点，需要关注的是孕妇的舒适度。超过 30 分钟的治疗往往会加重孕妇的不适。膀胱压力会增加尿急症状，并且的确存在发生仰卧位低血压综合征的风险。

▌牙科材料对妊娠的影响

在充填和去除银汞合金或复合树脂类修复体的过程中，以及在对修复体进行修整和抛光过程中，甚至是修复体存在于口腔内的整个周期中，汞和丙烯酸酯化合物便一直暴露在口腔里。在过去十年中，银汞合金在牙科中的使用有所减少，而甲基丙烯酸复合材料的使用有所增加。当怀孕期间需要进行修复时，需要告知患者两种材料的优缺点，与

口腔医生共同决定合适的材料。在银汞合金或复合树脂材料填充和/或去除过程中使用橡皮障和强吸及时排出（抽吸），可以显著减少汞元素（汞蒸气）和丙烯酸酯化合物的吸入。不幸的是，除了可粘接的金属修复体，一旦因龋齿而需要再进行修复，就很难避免潜在的有害物质。

银汞合金

银汞合金作为一种牙科修复材料已经使用约175年。其潜在的毒性作用已经被发现了大约150年。人们对于这种材料安全性的争议存在着很大误解。

三种不同形式的无机汞和甲基化汞都有不同的吸收途径，它们在体内的代谢和储存也是不同的。汞存在于周围的自然环境中，人类不可避免会接触环境中某种形式的汞。值得注意的是，除了环境接触外，个人还可能接触到来自牙科的银汞合金材料、药物治疗（包括疫苗）以及饮食来源的汞。

汞（HgO）在室温下以液体的形式存在，由于其易挥发，很容易以汞蒸气的形式释放到大气中。无机汞（I-Hg）的主要来源是牙科银汞合金材料，它释放 HgO。无机汞也以另外两种形式存在：2价汞离子和1价汞离子。接触2价汞离子和1价汞离子的一种途径是通过进食或（和）接触含有2价汞离子和1价汞离子的食物或（和）液体。甲基汞（CH_3Hg^+，MeHg）是迄今为止人类和动物接触到的最常见的有机汞，主要来源于食物，尤其是来源于鱼类。

身体吸收不同类型汞的方式也有不同。HgO 被肺部吸收。Hg^+ 和 Hg^{2+} 不易被肠道吸收，而甲基化汞更容易被肠道吸收。肺中的 HgO 的清除半衰期为 29～60 天，但其中一些在肺中转化为 Hg^{2+} 并被血液吸收。肾脏是无机汞的主要储存器官，而脂肪则是有机汞的主要储存场所。

汞离子对各种亲核基团，特别是存在于谷胱甘肽（GSH）、半胱氨酸（Cys）、同型半胱氨酸（Hcy）、N-乙酰半胱氨酸（NAC）中的巯基和白蛋白，有很高的亲和力。由于这些离子与还原的硫原子有亲和力，所以它们不以无机盐或游离的离子形式存在。汞离子与这些蛋白质结合的时间不会持续很长，这可以从血浆中 Hg^{2+} 的快速减少以及肾脏、肝脏和其他器官中汞离子的快速吸收得到证明。低分子量硫醇和无机汞的化学键呈线性 II 价配位共价键。然而，汞离子和这些含硫醇的分子在有生物体中的结合似乎不太稳定。有机汞化合物，如 CH_3Hg^+，与这些分子的线性 1 价配位共价复合物相比，会在血液中被过氧化氢酶氧化为 Hg^{2+}。

甲基汞在某些组织中可以缓慢去甲基化成为无机汞；然而，在高甲基汞浓度的胎盘中发现的低 I–Hg 水平似乎表明胎盘中甲基汞的去甲基化可以忽略不计。尽管 I–Hg 有明显的胎盘积累，但脐带血中 I–Hg 的浓度与母体血液中的浓度相似。大多数 I–Hg 可能以 HgO 的形式传递给胎儿。与 I–Hg 是胎盘中积累的汞的主要形式假说相反，胎盘中储存的汞大约有三分之二是以甲基汞形式存在。

以上内容是有关汞对胎儿的影响。普遍认为甲基汞和元素汞很容易通过胎盘屏障，而 Hg^{2+} 通过会受限。进入胎盘屏障的 HgO 会被血液中的过氧化氢酶氧化为无机 Hg^{2+}，但其中有少量的 HgO 会留在血液循环中。Hg^{2+} 的摄入和吸收可以忽略不计。随着使用银汞合金材料数量的增加，I–Hg（Hg^{2+} 和 HgO）在胎盘中不断积累，其在胎盘的浓度是母体血液的 4 倍。因此，胎盘中结合的 I–Hg 似乎很可能来源于银汞合金材料修复时释放的 HgO。

世界卫生组织认为，人体对汞的安全摄入量为 2 μg/（kg·天）。银汞合金修复体释放的汞蒸气量（1～10 μg/天）远低于毒性水平。从上述汞合金代谢的内容可知，进入胎儿循环的汞含量则更低。美国残疾人协会、FDA 和世界卫生组织的权威性观点是：银汞合金在牙科修复中使用是安全的。研究表明银汞合金修复体和妊娠期并发症之间没有关系。银汞合金修复体以蒸气的形式（无机汞的一种形式）将汞释放到口腔中，其量远远不足以产生致畸作用。此外，FDA 的结论是，来自胎盘和母乳的银汞合金汞蒸气无论是对胎儿还是对新生儿，均没有风险。

即使银汞合金的安全性得到了肯定，但口腔医师仍应谨慎操作，用最安全的方法来去除和更换。通过使用橡皮障和适当的清除系统，降低患者在填充、去除或更换过程中接触 HgO 的风险。为了尽量减少修复术后未结合的汞量，需要采用适当的技术。应将银汞合金充分压实并超充，然后将富含汞的一层去除。当填充完成后，用湿棉球擦拭其表面可以去除更多的汞。最后，应立即对充填体表面进行抛光处理。

复合树脂材料

树脂类牙科材料是由有机树脂和一些其他成分组成，如溶剂或无机填料。复合树脂修复材料的使用在过去几十年里急剧增加。除了其明显的美学优势外，它们还被描述为银汞合金的安全替代品。早期的复合材料使用了双酚 A（BPA），现代复合树脂和封闭剂通常是以双酚为基础的单体混合物配制而成的甲基丙烯酸甘油酯（Bis-GMA）。除了 Bis-GMA，一些复合树脂可能含有其他单体，用以改变树脂的性能，如粘度、可塑性和其他性能。这些单体包括双酚 A 乙氧基酸甲基丙烯酸酯（Bis-EMA）、双酚 A 二甲基丙烯酸酯（Bis-DMA）和三乙二醇二甲基丙烯酸酯（TEGDMA）。

BPA 衍生物有两种类型：不能水解成 BPA 的，如 Bis-GMA 和 Bis-EMA 等；可以在唾液中水解成 BPA 的，如 Bis-DMA。因此，即使没有 BPA 的直接存在，BPA 也有可能以不同的方式融入到牙科复合材料或封闭剂中。

- BPA 可能作为树脂类牙科材料化学成分降解的副产品存在。一些具有酯键（-O-CO-）的 BPA 衍生物，如 Bis-DMA 和聚碳酸酯，已经被证明可以水解成 BPA。然而，具有醚键（-O-）的 BPA 衍生物，如 Bis-GMA 和 Bis-EMA，不经过这种类型的水解反应形成 BPA。

- BPA 也可以作为原材料中的微量物质存在，这些原材料可用于生产某些牙科复合材料和封闭剂。Bis-DMA 和 Bis-GMA 均以 BPA 作为初始原料生产，因此，在成品牙科复合材料或封闭剂中可能存在残留的微量 BPA。从 BPA 衍生物（如 Bis-GMA 或 Bis-EMA）的杂质中提取的 BPA 含量通常很低，以至于无法被检测到（<2 ppm）。

需要注意的是：BPA 具有口腔和全身毒性，这些毒性会造成局部组织和系统产生雌激素性、细胞毒性、基因毒性和诱变等作用。

BPA 属于一组被称为异种雌激素的化合物，这些化合物具有类似雌激素的特性，存在于塑料、树脂和甲基丙烯酸酯基牙科材料中，包括一些牙科复合树脂、牙科树脂封闭剂和粘接剂。异雌激素与哺乳动物的性行为中断有关，如女性青春期提前、男性精子数量减少、生殖器官功能改变，以及乳腺癌、卵巢癌、睾丸癌和前列腺癌的增加。其他研究表明，异种雌激素的暴露与妊娠期糖尿病、哮喘、2 型糖尿病的发展，肠道通透性的改变和肠道炎症的变化有关，其潜在性影响可能会很严重。儿童暴露于 BPA 已被证明会影响生殖、新陈代谢、青春期发育、儿童骨骼生长和神经发育。围产期孕妇和新生儿暴露于雌激素活性化合物会对人体的组织造成影响，它可以改变现有的器官而且这种影响会持续一生。

产前接触双酚 a 会使胎儿面临不断积累的有害风险；美国国家毒理学计划和美国食品和药物管理局的风险评估表明，"双酚 a 暴露"有可能改变整个生命周期中的神经发育、生殖和代谢终点。

人体从牙科材料中吸收 BPA 有三种途径：通过胃肠道摄取材料释放出的成分，通过牙髓摄取从牙本质小管扩散的成分，通过肺部吸收其挥发性的成分。BPA 衍生物长期浸入局部口腔环境以及其潜在的系统对人体的影响是值得关注的。对大多数人来说，接触 BPA 的主要来源是通过饮食，其他潜在的来源包括空气、灰尘、水/饮料和牙齿修复。在人体血液、尿液（2.6 ng/mL）、母乳（1.3 ng/mL）和其他组织中都发现了 BPA。据报道尽管 BPA 的半衰期小于 6 h，但一些研究表明它可以储存在脂肪组织中。美国环境保护署（EPA）提出 BPA 的最大安全剂量为 50 μg /（kg·天），但动物研究表明，即使是低剂量接触 [0.025～2.5 μg /（kg·天）]，也可能对生殖、致癌和其他方面产生负面影响。

研究表明，复合树脂类修复材料（0.25 g）中含有少于 500 ng 且会少量释放的 BPA。唾液中的 BPA 浓度在树脂材料修复后的最初几个小时达到峰值，但在 24～30 h 内恢复到基线水平，在 9～30 h 后，尿中 BPA 浓度开始升高。即使所有的 BPA 在 1 年内浸出，其年释放量仍然低于美国 BPA 摄入量的基线（来自空气、灰尘、水和食物），比美国环境保护署的最大安全剂量低 100000～1000000 倍。然而，Bis-DMA 和聚碳酸酯的降解或水解可以使更多的 BPA 释放。

在考虑 BPA 的危害时，涉及到两个因素。第一，与银汞合金修复体一样，涉及材料的充填和去除。第二，还是和银汞合金修复体一样，长时间以后口腔内的修复材料会释放出所包含的成分/降解物。

复合树脂和封闭剂在光敏剂引发下通过自由基链聚合固化以达到其最终形态。树脂向聚合物的转化是有技术敏感性的。在实验室条件下，自凝树脂材料的转化率从 35% 到 77% 不等。即使在最佳的技术和条件下，推测 23%～65% 的单体在固化后仍未聚合是合理的，未聚合单体能够自由地渗透到口腔环境中。氧的存在会抑制自由基链聚合，形成氧抑制层，通常未聚合单体在此层最多。修复体的表面积与浸出的未聚合单体有直接相关性，研究表明表面积大的或使用多种复合材料的修复体可以显著增加人体接触 BPA 衍生物的风险。

此外，由于固化时间不足或（光）强度衰减导致固化率降低，显著增加了基于 BPA 衍生物类树脂的溶解度和单体释放量。对于二甲基丙烯酸酯基树脂，固化时间为 80 s 或更长时间会提高固化率和减少单体释放。化学固化的树脂和光固化灯难以照到区域的光敏树脂，固化率更低，其化学成分释放到口腔中的可能性更高。因此，大块复合树脂的中心部分是一个令人担心的地方，因为中心部位的树脂被覆盖在已固化的树脂下面，在口腔内要经过较长的时间才能固化。双固化树脂的固化率仅为 30%～40%，可以想象，封闭剂和树脂操作完成后的即刻，未固化单体的释放最多。一般认为，单体释放会随时间的推移而持续减弱。

单体释放第二多的情况是在树脂修复之后。一旦树脂存在于口腔环境中，它们就会受到机械磨损以及酶的降解。树脂在日常使用过程中不断受到化学侵蚀和机械摩擦。这些因素将一直存在于树脂的使用过程中，患者也就会处于长期接触树脂成分或其降解物的潜在风险中。

胆固醇酯酶和假胆碱酯酶会降解聚合物基质，优先降解 TEGDMA，同时也降解 Bis-GMA，而 Bis-EMA 被用于对抗这种降解。聚合物基质还有其他类型的酶样降解，如氧化导致甲醛的释放，也可能导致 BPA 的释放，不过，其他化学成分对人类的潜在毒性尚未得到证实。产前接触这些化合物有可能对免疫防御机制产生终身影响，还可能诱发雌性后代结肠促炎反应增加，如结肠炎症增加，这也是成人出现严重结肠炎症的一个危险因素。宫内接触雌激素活性化学物质可诱发各种疾病，这些疾病可能要到成年后才会出现。子宫暴露于内分泌干扰物，如 BPA，胎儿出生后在成年期易患肥胖症。BPA 在子宫内对细胞周期的影响，可能使个体在晚年有患糖尿病的风险。

美国环保署的标准是每日 BPA 的接触量应<50 μg/kg（基于啮齿动物的毒性研究），不过最近的啮齿动物研究表明，低至 10 μg/kg 也可能存在有害影响，如青春期早熟、后代数量减少、前列腺和尿液的改变。美国国家毒理学规划处（NTP）的一份调查报告指出：NTP"不担心接触 BPA 会造成生殖影响""不担心孕妇接触 BPA 会导致胎儿或新生儿死亡、先天畸形"，但"担心接触 BPA 对胎儿、婴儿和儿童的大脑、行为和前列腺会有一些影响"。

含 Bis-DMA 或聚碳酸酯的材料尚未被证明对人类健康有任何不利影响，但应该开展更多的研究来评估 Bis-DMA 或聚碳酸酯类牙科材料的潜在不良影响。含 Bis-GMA 或 Bis-EMA 的合成材料释放的 BPA 量远远低于（0.1%）每天从环境（灰尘、空气、水）中 BPA 的摄入量，也远低于（100000~1000000 倍）BPA 中 [50 μg/（kg·天）] EPA 的最大安全剂量，因此可以放心地宣布它们对人类健康不构成危害。基于树脂类牙科材料的好处，以及其释放的 BPA 的影响可以忽略不计，所以我们没有理由停止使用它们。

话虽如此，与银汞合金一样，我们仍应谨慎操作，用最安全的方法来去除和更换材料。自从复合树脂开始用于临床以来，不管是填充还是去除，都建议在橡皮障隔离下进行。橡皮障可保护树脂不受水分的影响（影响固化），可隔离单体，以及对修复体进行适当抛光从而去除氧阻聚层。氧阻聚层中未固化单体的比例最高，去除该层可以有效地减少对患者的潜在风险。修复完成后，放置在橡胶皮和牙齿之间的棉卷正好用来擦走氧阻聚层粉末和残存的未固化单体。最后用水冲洗至少 30 s，将水吸走或吐出，使浸出的化学物质水平接近于基线。

在任何情况下，熟知使用哪种材料最安全是医生义不容辞的责任。就复合树脂而言，从使用开始到材料被消耗去除，从始至终，它都是一种含有 BPA 但其水平在可接受范围内的材料。学习、理解和规范操作以尽量减少 BPA 的接触是基本原则。

表 6.4 总结了孕期口腔疾病治疗的要点和注意事项。

表6.4　孕期口腔疾病治疗的要点和注意事项

- 健康孕妇的普通口腔治疗，不需要通过产科医生的同意。
- 如果孕妇需要住院治疗，特别是需要全身麻醉的牙科手术，则需与产科医生沟通。
- 要意识到排尿习惯及对气味和味道喜好的变化，以及在孕期频繁接触可发酵糖的情况。
- 通过定期的专业牙科护理来管理妊娠期龈炎。
- 如果需要牙周病常规治疗，可以进行洁治和根面平整，这些都是安全和恰当的。一定要注意妊娠期糖尿病会增加牙周病的风险。
- 建议女性勿在呕吐后直接刷牙，刷洗已经脱矿的牙齿表面会加剧酸蚀带来的不利影响。
- 尽量控制引起或恶化口臭的因素。
- 牙周病程度和牙周附着组织紊乱程度被认为是导致孕期牙齿松动的原因，松动通常在产后消失。必须有效地管理龋病，以避免龋病潜在的并发症，尤其是急性或慢性的严重感染和牙痛。妊娠期的牙髓治疗应该是龋病整体管理的一部分。
- 普遍认为，最好将择期口腔治疗推迟到妊娠中期和妊娠晚期的前半期。无论处于妊娠何期，牙科的应急处理是不能耽误的。
- 当妊娠期间需要进行充填治疗时，需要告知患者不同的选择，以便双方一致决定选择哪一种最佳材料。在银汞合金或复合树脂材料填充或去除时使用橡皮障和强吸可以显著减少对汞元素（汞蒸气）和丙烯酸酯化合物的吸入。

孕期牙源性口腔颌面部感染

（Kyriaki C. Marti）

有证据显示，妊娠会削弱口腔健康，口腔健康状况不良可导致严重的牙源性感染，甚至危及孕妇及胎儿的生命。受各种因素影响（削弱了口腔健康状况），孕妇对（严重的牙源性）感染的易感性增强，这些因素如：

- 潜在的局部因素：

  妊娠期龈炎

  牙周炎

  由牙髓坏死引起的根尖周病变

  智齿冠周炎

● 诱发因素：

　　激素诱导的口腔黏膜易感性

　　口干症

　　妊娠期糖尿病

● 已证实的因素：

　　生理变化

　　其他合并症

妊娠期的某些生理变化可能加重牙源性感染的发展、严重程度和并发症，或在一定程度上影响治疗效果。

心血管的变化，比如由每搏输出量和心率的增加（在妊娠晚期达到峰值）而产生的心输出量增加，可能有助于维持终末器官灌注，直到脓毒症休克的后期阶段。另一方面，通常发生在妊娠早期（6～8 周胎龄）的血压下降可能会降低孕妇对脓毒症相关低血压的补偿能力。如第 2 章所述，妊娠期血压下降归因于血管舒张，主要是由松弛素、孕酮、雌二醇和前列环素引起的，也可能是由一氧化氮引起的。

血液学变化如妊娠期生理性贫血，可能会降低孕妇抵抗感染的能力。

胃肠道改变特别是由食管下括约肌压力降低、腹部压力增加和胃排空缓慢引起的气管—食管反流，和致龋菌群一起增加口腔内的酸度，导致潜在的细菌转向更嗜酸性的致龋性菌丛。

免疫系统变化：妊娠似乎不会降低母体的细胞和体液免疫抗感染能力，原因在第 2 章中已讨论。大多数关于妊娠期牙源性感染的论文，将母体的免疫抑制列为关键性的危险因素。传统概念认为，妊娠期间免疫系统处于抑制状态，孕妇免疫力低下，增加了对感染性疾病的易感性。如今，逐渐增加的证据显示，这一概念并不正确，妊娠期间的免疫系统是功能性的且高度活跃的（Racicot 等人，2014）。新的概念已经在动物模型和有生育障碍的患者中测试了多年，且有了近 50 年的研究历史，不幸的是证据依然不充分。旨在对妊娠期间发生的免疫变化和适应性改变进行的研究表明，妊娠作为一种全身免疫抑制状态的旧概念过于简单了，将妊娠视为一种可调节的免疫状态而不是一种免疫抑制状态可能更准确。因此，重要的是要确定妊娠状态是否增加了人体对感染的易感性以及感染的严重程度是否存在差异。

尽管通常孕妇并非那么容易感染，但强有力的证据表明，如果她们真的被感染了，其后果就会更加严重。Kourtis 等（2014）认为，与非孕妇相比，某些病毒对孕妇的影响更为严重，如流感病毒、戊型肝炎病毒（HEV）、单纯疱疹病毒（HSV），非病毒性的疟疾疟原虫对孕妇的影响也很严重；关于孢子菌病、麻疹、天花和水痘等对孕妇的影响，资料较少（表6.5），并且不同孕妇对引起这些疾病的病原体的感染的初始易感性存在差异；关于疟疾（恶性疟原虫和间日疟原虫）和李斯特菌病（单核增生乳杆菌），有限的资料仅限于病例报道。作者指出，关于疟疾，报道中提到，在疟疾高流行地区，孕妇疟原虫血症、胎盘疟原虫寄生和疟疾临床表现可能与感染严重程度有关，而非初始易感性，孕妇患严重疟疾的风险是未怀孕妇女的3倍。在流行地区，25%的孕妇受到影响，孕妇产次的增加与疟疾易感性的降低有关。李斯特菌易影响胎盘和胎儿，李斯特菌在不同妊娠阶段可导致流产、死产、早产或严重的新生儿疾病。

表6.5　**妊娠期感染的严重程度和易感性**

- 流感(H_1N_1)：增加了妊娠晚期的易感性
- 戊型肝炎：妊娠晚期的高死亡率
- HSV：增加了传播的风险和患肝炎的风险
- 球孢子菌病：发病率下降/孕妇可能不会增加风险
- 麻疹：严重程度增加，低易感性
- 天花：严重程度增加，低易感性
- 水痘：妊娠期间的严重程度不确定
- HIV（1型）：严重程度低，易感性增加

免疫变化可能有助于解释妊娠期间感染性疾病的不同严重程度和易感性。母体的免疫力变化似乎增加了先天免疫力，因而避免了感染的获得，并解释了对感染的易感性没有增加。总之，孕妇对感染易感性增加的证据并不充分，未来还需要相关的对照研究。

牙源性口腔颌面部感染及其处理

孕妇在某些局部因素、诱发因素以及其他因素作用下，再加上某些医务人员对治疗孕妇牙源性感染的错误认知与不作为，增加了这些患者发生严重牙源性感染的风险。

牙源性感染早期可累及颌面部，进而可发展到颈深部的间隙。

- 原发性部位：

  颊

  尖牙

  舌下

  颏下

下颌下

前庭

● 继发性部位：

颞下间隙

侧咽间隙

咬肌

咀嚼肌

椎前

翼腭板

咽后部

颞部（表面和深层）

据报告，妊娠期间的严重感染（如路德维希咽峡炎），当涉及一个或多个继发性间隙感染时，可能会产生致命的并发症。"危险间隙"（鼻翼和椎前筋膜之间从颅底延伸到横膈膜的区域）和颈动脉鞘间隙（可能导致纵隔感染）就是非常危险的解剖区域。

早期治疗局部轻度感染的原则是：局部麻醉下切开引流并配合使用敏感抗生素，这样可以减少感染扩散到筋膜间隙的风险。妊娠期严重和深部牙源性感染需要采取紧急、积极的干预措施。米哈洛维茨等人（2006）就孕妇牙源性感染的处置可能存在延误的情况进行了专题讨论。参与者们认为，口腔医生们存在对某些牙科处置引起的菌血症可能会导致孕妇子宫感染、自然流产或早产的担心。尽管从绒毛膜羊膜炎病例的羊水中分离出了口腔中常见的微生物，但"没有证据表明牙科处置引起的菌血症会增加妇女出现胎儿流产、早产以及难产的风险"。

另外，孕妇牙源性感染的早期处置可能存在延误，与一些口腔医生不愿即刻为孕妇提供治疗也不无关系。Da Costa 等人（2010）认为，尽管许多全科口腔医生为孕妇提供了某些口腔治疗，但该做的口腔治疗都全部做到了才是正确的。需要强调的是，全科口腔医生在门诊治疗健康的孕妇（美国麻醉学协会认定的 ASA II 类患者）是安全的（在执业和业务能力范围内）。这些患者所需的治疗通常由妇产科医生或家庭医生出具书面意见。如果没有相关的书面诊疗意见，在获得患者知情同意后，口腔医生需要立即使用有效、可靠和合法的渠道与其原来的医生沟通。

早期识别转移性感染的体征和症状，是妊娠患者处置的关键，也是一个医院业务水平的体现（表6.6）。妊娠期间如果发生了严重脓毒症的并发症会增加不良胎儿的风险。

颈深部间隙感染（DSNIs）因为其（临床表现）多样性，和可能会导致的严重、常常危及生命的并发症，被认为在感染性疾病中具有独特性。头颈部复杂的解剖结构不利于对此病的早期诊断，治疗时机可能会被延误。另外，有研究显示，牙源性感染相关的病例数相对增加，而由咽炎或扁桃体炎引起的病例数则有所下降。

表6.6 **继发性间隙感染相关的症状和体征**

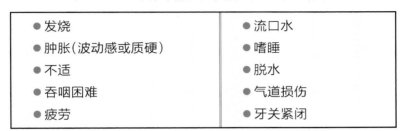

● 发烧	● 流口水
● 肿胀(波动感或质硬)	● 嗜睡
● 不适	● 脱水
● 吞咽困难	● 气道损伤
● 疲劳	● 牙关紧闭

治疗方面，最紧急和最关键的是保持气道通畅和密切观察，需要时配合恰当的抗生素治疗和手术引流。

由于牙源性感染存在危险性与严重性，也为了孕妇的安全和生活质量考虑，有效和及时的治疗干预是必需的。治疗的基本原则遵从通用原则：

- 确定感染的严重程度
- 评估患者的抵抗力
- 决定治疗方案
- 手术治疗
- 支持治疗
- 选择并开具抗生素
- 恰当地使用抗生素
- 密切观察

全科口腔医生常用的牙源性感染引流方法：

- 根管治疗
- 拔除病灶牙
- 切开引流

辅助检查包括：

- 全血细胞计数和分类计数
- 血液培养（有氧和厌氧）应在注射抗生素前送检
- 穿刺抽吸脓液（用于革兰氏染色，需氧菌、厌氧菌和真菌培养）

▌影像学检查

总的来说，为了诊断和制定治疗计划，对孕妇进行诊断性放射检查是安全的。ADA 2012 年发布的指南指出，必要时可使用能达检查目的的最低放射剂量（牙科放射检查：对患者进行选择性的和有限剂量的放射检查建议）。

检查手段

- 根尖片（PA）
- 曲面断层片［在拉什顿等人（1999 年）的一项研究中，75.6% 的全科口腔医生就是因为患者妊娠，而不做全景片检查］

当有深部感染时，还需要做进一步的放射学检查，包括：

- 超声检查（US）
- 计算机断层扫描（CT 扫描）
- 核磁共振成像（MRI）

超声检查可以鉴别诊断脓肿和蜂窝织炎，局部触诊可揭示内容物液体性质并提示其化脓性，为了确诊则可能需要在超声引导下进行诊断性穿刺（Loyer 等人，1996）。

在紧急情况下，CT 扫描仍是颈深部间隙感染诊断的主要依据，CT 扫描（结合静脉造影）是目前确定病变位置、大小、范围以及与周围解剖结构关系最准确的方法。在通过切开引流来处置深部积液的应急处理措施中，CT 扫描检查的作用是毋庸置疑的。但是，根据 Smith 等人（2006）的研究，"尽管增强 CT 在颈深部间隙感染的诊断和治疗中起着重要作用，但是否行脓肿切开引流，还是应由临床检查决定"。

MRI 也可以用于颈深部间隙感染的诊断，其准确度极高，而且不需要造影剂（见第4 章）。

▌用药管理

孕妇的牙源性感染需要恰当地使用抗生素和镇痛药。对于牙源性感染，孕妇和非孕妇在用药上并没有差异。原则上，在药敏试验结果出来之前，患者应先接受经验性抗生素治疗（需要考虑既往抗生素过敏史）。有关抗生素和镇痛药的详细内容，请参考第 4 章。

▌孕妇重症牙源性感染的综合处置

Wong 等人（2012）提出了一个治疗孕妇重症牙源性感染的综合处置方案。以此为基础，建议采用以下步骤：

1）紧急入院（出现任何严重感染的症状体征时）

2）评估孕妇气道和胎儿健康情况

3）转院至具备完整专业团队的三级医院，并由以下专科会诊：

● 口腔颌面外科（OMS）

● 妇产科（O&G）

● 麻醉和重症监护（A&IC）

4）在口腔颌面外科人员的陪护下入院

5）保持气道通畅（必要时在 A&IC、OMS 联合下行气管切开术）

6）进行全面的母胎监测

7）感染评估

8）维护气道通畅

9）静脉注射抗生素（感染性疾病 IF 会诊）

10）相关专业组成的专家团队全面评估

11）完善治疗计划并获得知情同意：

● 手术

● 穿刺

● 切开引流、培养（需氧菌、厌氧菌、真菌培养，敏感性实验；根据结果咨询 IF）

12）如果气道问题严重，转入 ICU（A&IC）

13）持续进行母胎监测（O&G）

14）住院治疗直到病情稳定

15）出院后口服抗生素

16）门诊复查（O&G、OMS）

妊娠期牙源性口腔颌面部感染治疗要点见表 6.7。

表6.7　妊娠期牙源性口腔颌面部感染治疗要点

- 即使是最轻微的牙源性感染,也需要早期进行相应的治疗。
- 对任何妊娠期感染的不愿或不及时治疗,都会导致这些患者极易发生严重的、危及生命的牙源性感染。
- 只要条件允许,应以母亲获益最大、胎儿受到的任何潜在损害最小为原则,选取最合适的治疗方案。
- 对于存在牙源性(口腔颌面)感染的孕妇患者,医务人员应毫不犹豫地将其转诊到具有综合实力的医院,使患者能获得及时和准确的诊治。

良性疾病及症状

（Christos A. Skouteris）

发生在普通人群的良性疾病也会发生在孕期。除龋齿和牙周病外，与妊娠相关且需要治疗的良性疾病包括妊娠性类天疱疮（PG）和妊娠期龈瘤。据报道，某些病变，如中心性巨细胞肉芽肿，在妊娠期可加重；而其他疾病，如颞下颌关节紊乱病（TMD），尽管 TMD 与激素似乎具有相关性，但在孕妇中的发病率明显低于非妊娠妇女。

▌妊娠相关良性疾病

妊娠性类天疱疮是一种与妊娠相关的自身免疫性表皮下发疱性疾病。病变多见于皮肤，很少发生于黏膜。口腔黏膜受累则表现为多发性疼痛性糜烂。在极少数情况下，口腔黏膜病变先于皮肤病变出现。以口腔黏膜病变为主的孕妇，从病因学看，是因为血液循环中存在自身抗体 IgA 而非 IgG，IgA 以位于 BP180 抗原决定簇外功能区的 C 末端部位为靶向，发生了自身免疫反应。发生 PG 病变时，患者进食和吞咽时会引起明显不适。妊娠期应保证营养摄入，因此需采取适当的治疗措施。轻型病例可口服抗组胺药或应用局部皮质类固醇治疗。对于伴或不伴全身皮肤受累的重症患者应使用类固醇（开始阶段为泼尼松龙 50 mg/天）治疗，以促进口腔和皮肤病损快速无痕愈合。为防止病情突然加重，类固醇需要继续应用，但剂量逐渐减少至 25 mg/天，然后继续减量直至停药。

妊娠期龈瘤是发生在孕妇牙龈上的一种局部的增生性病变，病灶质软，发病率约为 0.2%～5%（图 6.1）。龈瘤通常有蒂，也可有较宽的基底。该病病变早期血运丰富，有自发性出血或创伤后出血的倾向；而且病灶处血管丰富且仅覆盖一层薄薄的上皮，因此出血可能非常严重。妊娠期龈瘤可发生于妊娠的任一阶段，但多见于妊娠中期。病灶直径通常可达 2cm，偶可见巨大病灶。龈瘤可发生于牙龈的任何部位，但多见于上颌前牙唇侧的龈乳头部。尽管牙根周围的牙槽骨

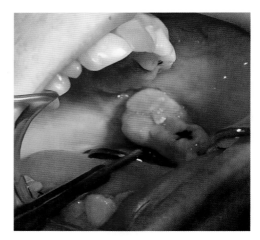

■ 图 6.1　妊娠晚期的龈瘤

很少受到直接影响，但龈瘤周围的牙齿可能会逐渐松动。

龈瘤具有类似于化脓性（毛细血管扩张性）肉芽肿的临床和组织学表现。牙菌斑是导致病变发生的始动因素，妊娠相关的激素变化也与其有关。激素变化使得牙龈对牙菌

斑的反应过度，是妊娠期龈瘤形成的基础。

龈瘤常会在分娩后自发性消退。仅在以下情况时才考虑在妊娠期进行手术切除：

- 龈瘤被对颌牙或修复体损伤，发生疼痛及出血。
- 影响正常说话和/或咀嚼。
- 引起疼痛，没有损伤时可自发性较大量出血。

如果分娩后龈瘤没有自然消退，则需要手术切除。除手术切除外，还应处理导致发病的局部因素。如果未彻底清除作为局部刺激因素的牙菌斑、牙结石和软垢，龈瘤会出现很高的复发率。因此妊娠期龈瘤的外科治疗应包括对龈瘤附近牙齿的洁治和刮治。根据龈瘤发生的不同阶段应做相应的处理，无症状的妊娠期龈瘤可在孕中期切除，也可以延迟至分娩后。分娩后患者的龈瘤可能会完全自行消退，或者变得更小和纤维化，因此更容易被切除。

妊娠期间良性疾病临床表现的改变

据报道，妊娠期间发病率增加或疾病加重的情况包括口干、口腔念珠菌病、地图舌（为疱疹样脓疱病的口腔表现）和中心性巨细胞肉芽肿。中心性巨细胞肉芽肿可在妊娠期快速长大，降钙素可能是一种安全、有效、保守的治疗方法。

对女性妊娠前、妊娠期和分娩后 TMD 症状和体征演变的研究显示，妊娠前存在的 TMD 症状在妊娠期缓解，同时张口度增加。疼痛发生率在整个妊娠期都有所下降，分娩后 1 年内可恢复到基线值。雌二醇和孕酮水平有同样的变化，表明这些激素在调节孕期疼痛方面起着作用。Silveira 等人（2005）研究了孕妇全身关节松弛和颞下颌关节（TMJ）松弛之间是否存在相关性，以探索 TMD 的发生是否存在易感性。虽然 46% 的妊娠期妇女张口时存在颞下颌关节松弛，但尚未发现二者之间存在相关性。

妊娠期囊肿及良性肿瘤

无论是否具有局部侵袭性，任何类型的囊肿及良性肿瘤均可发生在妊娠期。除了一些零星病例报道，尚无研究表明某些囊肿或良性肿瘤在妊娠期发病率会升高。妊娠期出现囊性病变和良性肿瘤的病例报道包括：滤泡囊肿、动脉瘤样骨囊肿、腺瘤样牙源性肿瘤和成釉细胞瘤等，这些病例报道均无激素对其影响的循证依据。

妊娠期间的手术常会让术者感到左右为难，但每个病例都应根据患者情况进行个性化处理。表 6.8 总结了对妊娠期良性病变的处理方法，与一般人群没有太大区别，但根据妊娠情况进行了一些调整。一般来说，手术治疗应根据当前情况及手术指征，或不顾及妊娠期，或推迟到妊娠中期，或推迟至产后。

表6.8　良性疾病及症状

白斑和非特异性溃疡：去除可能的病因（创伤或其他因素），并在 2 周内重新评估。
①如果病变持续存在，则进行活检（根据大小、部位和数量进行取材活检或切除活检）。
②如果病变可疑为恶性肿瘤，应立即进行活检。

颌骨囊肿急性感染：处理同脓肿。妊娠期间应随访，密切观察，彻底的治疗需延迟到产后。

慢性化脓性感染伴瘘管（通常来自根尖周囊肿）：牙髓治疗后随访观察。如果病变持续存在，则拔除患牙，也可行根尖切除加囊肿摘除或根尖切除加根尖刮治。

大囊性病变：若出现疼痛、牙根吸收和牙齿松动，感觉异常、口腔功能障碍等，行穿刺、造瘘及活检。
①病理报告结果无论是下列哪种（例如 KOT、壁性成釉细胞瘤、囊性造釉细胞瘤），在密切观察的前提下，能延期的治疗放在产后。
②如果是恶性肿瘤或发生了病理性骨折，均应立即治疗，而不管孕期。

软组织囊肿：
①黏液囊肿（如果相当大，反复创伤，自发破裂并经常复发）行造瘘引流。
②舌下囊肿行造瘘术。将包括舌下腺切除术的彻底治疗推迟至产后。

口腔皮样/表皮样囊肿：如果感染，治疗同脓肿。除非大小和位置严重损害口腔功能，否则应推迟最终治疗至产后。

腮囊肿/颈部皮样囊肿：如果感染，治疗同脓肿。除非大小和位置可能导致气道受损，否则最终治疗应推迟到产后。

良性软组织肿瘤：活检（根据大小取材活检或切除活检）。除非病变反复受创，出现疼痛、出血，干扰口腔功能，否则应推迟最终治疗至产后。

良性局部侵袭性实体瘤（例如成釉细胞瘤）：
①考虑到其通常生长速度缓慢，可以在孕期进行密切随访，将手术治疗推迟至产后。
②如果生长速度快、病变大，引起了咬合异常、组织器官（舌头、口底或牙齿）移位并反复咬伤及病理性骨折风险不断增加的情况，无论在任何妊娠期，都需要采取适当的手术治疗。

唾液腺疾病：
①急性、复发性涎腺炎：及时使用抗生素并进行支持治疗。推迟唾液腺切除术（如有指征）直至产后。
②涎石症（导管内或实质内）：a. 无症状者随访。b. 有症状（疼痛、肿胀和溢脓）者，如果结石未被排出，堵塞在导管内或容易处理，在结石上切开取出；如果难以取出或在导管口，则通过唾液腺内镜进行涎石取出术。

良性涎腺肿瘤：考虑 FNAB（细针穿刺活检）。应将最终治疗推迟至产后，除非是进行活检或伴有其他特殊情况（例如突然增大、疼痛、面神经无力）。

颞下颌关节/颞下颌关节紊乱病：保守治疗。任何有指征的微创（关节穿刺、关节镜检查）或开放式 TMJ 手术均应推迟到产后。

牙颌面异常：正颌手术应推迟到产后。

整容手术：整容手术（有创或无创）应推迟到产后。

牙槽外科手术：
①只有在拔除不可修复的牙齿（不可逆性牙髓炎引起了严重疼痛和感染，但不能行牙髓治疗）时进行。
②修复牙槽骨外伤性损伤时，才在不考虑妊娠期情况下进行牙槽外科手术。

申明：上述妊娠期良性病变的治疗方法仅供读者参考。妊娠期间的处理准则应依据现有的外科治疗原则和临床判断。因与主题相关的文献报道较少，参考价值具有局限性，在处理妊娠期患者时应结合外科医生治疗孕妇的经验。

口腔颌面部恶性肿瘤的妊娠期管理

（James Murphy, Brent B. Ward）

据估计，发达国家妊娠期妇女癌症的发病率约为 1 : 1000。孕妇最常见恶性肿瘤是：

- 卵巢癌
- 宫颈癌
- 子宫内膜癌[1]
- 外阴癌[1]
- 妊娠相关乳腺癌
- 霍奇金淋巴瘤[2]
- 非霍奇金淋巴瘤
- 急性骨髓性白血病
- 急性早幼粒细胞白血病
- 急性淋巴性白血病
- 黑色素瘤[3]

（[1]较少见；[2]妊娠期最常见的血液恶性肿瘤；[3]孕妇第三大常见癌症。）

发生在孕妇头颈部的多种恶性肿瘤均有所报道：

- 喉癌
- 甲状腺癌
- 头颈部黑色素瘤
- 头颈部霍奇金淋巴瘤和非霍奇金淋巴瘤
- 鼻窦伯基特淋巴瘤
- 鼻咽癌
- 腺泡细胞癌
- 鳞状细胞癌
- 巨细胞肉瘤
- 成釉细胞癌肉瘤

- 滑膜肉瘤
- 肺泡横纹肌肉瘤
- 恶性纤维组织细胞瘤
- 骨肉瘤
- 皮质软骨肉瘤

妊娠期头颈部恶性肿瘤与激素变化似乎没有任何相关性，也不受其影响。但是，Al-Zaher 和 Obeid（2011）报道了一例发生于孕中期的腮腺腺泡细胞癌，该病例施行了浅表腮腺切除术。患者四年后再次妊娠，并于晚孕期又发生了腺泡细胞癌。作者认为，虽然不能排除巧合，但这种时间关联可能与妊娠期间的激素和生理变化有关。Limite 等人（2014）在腺泡细胞癌中发现了雌激素和孕激素受体，支持这种相关性。不过，仅有个别病例的报道尚不足以解释妊娠与恶性肿瘤的关系，需要进行大型队列流行病学研究。

妊娠期口腔癌

从口腔专业人员的角度来看，妊娠期口腔癌中，鳞状细胞癌（SCCa）格外引人瞩目。口腔鳞状细胞癌好发于男性和年龄偏大人群。表 6.9 展示了一个妊娠期鳞状细胞癌案例。在没有吸烟史的年轻女性中，舌鳞状细胞癌的发病率也在显著上升，同时现在的女性更倾向于晚育，这两者导致妊娠妇女癌症的患病率增加。如果按照目前的趋势持续下去，口腔颌面外科医生及妇产科医生将会看到越来越多的妊娠期妇女发生恶性肿瘤。

现有循证医学证据的缺乏，使得一些复杂手术和辅助治疗的最佳选择存在伦理与道德的考量。孕妇患头颈部癌症时，如何平衡孕妇健康与胎儿健康让人左右为难。诊断方法和治疗方式可能会对胎儿造成损害，而为了保障胎儿健康，延迟治疗或选择次优方案则可能会使母亲的健康状况恶化。

虽然舌头是妊娠期 SCCa 的主要受累部位，但也有其他部位受累的报道，如上颌后部黏膜、下颌骨后部以及上颌窦。

当对儿童的远期影响未知时，如何权衡妊娠期 SCCa 患者的最佳治疗方案以及由此产生的胎儿风险是一个复合了医学与伦理的问题。尽管患者本人要作出决定很艰难，但必须予以尊重（参见第 1 章中的 Angela Carder 案例）。主诊医生做出明智决定的关键是多学科的协作及沟通。常见的治疗方案包括继续妊娠并且给予恶性肿瘤的标准化治疗，继续妊娠提前分娩然后进行标准治疗，分期治疗（妊娠期切除原发性恶性肿瘤，分娩后进行颈清扫术），以及终止妊娠。

表6.9　舌鳞状细胞癌案例

患者:29 岁白人女性

孕次:3

产次:2

诊断时孕周:14 周

活检诊断:鳞状上皮细胞癌伴神经浸润

部位:右舌,该部位之前为口腔黏膜红斑

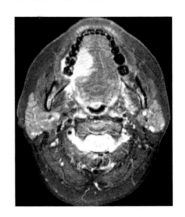

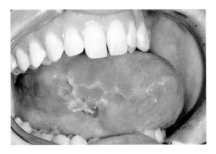

吸烟:否

酒精:孕前偶尔

影像学(MRI):肿瘤接近中线,可疑 2A
级淋巴结

分期:T4aN1Mx

会诊:母胎医学组　肿瘤学组　内科肿瘤组
　　　放射肿瘤组　营养科

治疗计划:妊娠 16 周手术,放化疗

手术:气管切开术,右侧舌切除术,双侧颈清扫术,Ⅰ-Ⅳ
级,前臂桡侧游离皮瓣重建

两组人员,持续时间 471 分钟,EBL(估计出血)840 mL

胎心监护:无胎儿窘迫,胎心正常

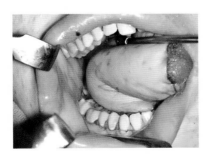

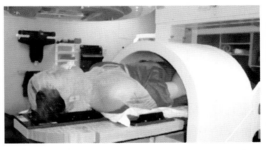

营养:鼻胃管

并发症:颈部切口感染

处置:头孢泊肟,克林霉素(2 周)

最终病理:边缘清晰,两个Ⅳ级淋巴结阳性结外
扩散(pT4aN2cMx)

术后第 18 天拔除气管导管、鼻胃管

在胎儿得到防护下行放射治疗,总剂量 7 cGy

化疗:卡铂(严重恶心,呕吐)

辅助治疗在妊娠 26 周时完成

连续超声检查宫内胎儿正常生长

在 39 周时分娩一充满活力的男婴(3118 g)

两年随访:无复发,孩子(2 岁时)生长发育符合
发育标准

临床诊疗时必须考虑妊娠对恶性肿瘤的影响。妊娠会导致许多生理变化，包括免疫系统调节、高凝状态、代谢亢进和白蛋白减少，这些变化可导致游离药物浓度的变化；肝、肾药代动力学变化可能会影响对恶性肿瘤的治疗。同样的，也应考虑到恶性肿瘤对妊娠的影响，因为肿瘤及妊娠都对患者的营养提出了额外需求。此外，治疗和肿瘤的干预会对妊娠产生风险，包括胎儿生长受限、早产，甚至胎儿宫内死亡。即使如此，分娩出未受影响的健康婴儿仍是可能的。

妊娠期 SCCa 患者的检查和诊断应包括组织病理学确认和影像学检查。在有适当防护的情况下，妊娠不是头部和颈部 CT 的绝对禁忌证。无钆 1.5 特斯拉或更低磁场的 MRI 是优先选择的成像模式。既往认为，妊娠期进行正电子发射断层扫描（PET）是不安全的。然而，最近的研究表明，18 F-FDG PET（氟代脱氧葡萄糖正电子发射断层扫描）对胎儿的辐射剂量非常低，显著低于发生确定性效应的阈值。当具有医学指征时，不应担心胎儿因暴露于过度的辐射而推迟 18 F-FDG PET 的扫描。当采取具体措施，如减少剂量并对检查的风险及获益进行评估时，双模式 PET/CT 可安全应用于妊娠期患者。

在治疗这些患者时应组织多学科团队。外科医生、放射肿瘤专家、医学肿瘤专家、母胎医学专家、语言治疗师以及营养学专家应该早期介入到治疗过程中。

1958 年，Merger 和 Melchior 报告了第一例舌 SCCa。自该报告以来，文献共报道了 32 例，其中包括我们自己的病例。表 6.10 列出了这些病例的一般资料。

▍手术注意事项

回顾已发表的病例，我们能感受到手术在这些患者的处置中起着越来越重要的作用。由于孕早期流产风险及孕晚期血栓风险增加，首选在孕中期进行手术，这可能是最安全的时期。由于黄体酮对平滑肌的影响和子宫大小的增加，建议采用快速插管麻醉诱导。术中提倡将患者偏向左倾以避免下腔静脉压迫引起的血液动力学影响。手术应快速进行，并注意尽量减少失血。

妊娠期妇女肿瘤切除术后的缺损可通过中厚皮片移植、局部组织移植和游离组织移植进行修复。颞肌和胸大肌皮瓣已成功地用作局部皮瓣。游离组织移植包括前臂桡侧皮瓣、大腿前外侧皮瓣、胫骨后侧皮瓣、背阔肌皮瓣、腹直肌皮瓣和腓骨游离骨皮瓣。高水平外科与麻醉两支团队通过紧密合作可以成功完成微血管组织的移植。两组人员的紧密合作可缩短手术时间，从而减少母亲和胎儿麻醉的时间及减轻手术压力。

妊娠期的高凝状态导致游离组织移植相关手术难度增加，因为会增加血栓栓塞疾病和吻合口血栓形成的风险。妊娠期凝血因子的浓度增加，包括凝血因子 I （纤维蛋白

表 6.10　妊娠期舌鳞状细胞癌

孕妇年龄:22～40 岁(平均 31 岁) 诊断时孕周:10～40 周(平均 25 周)			

A)TNM 分期:

T	N	M
T1:6,T2:15,T3:3,T4a:7,T4b:2	Nx:1,N0:17,N1:4,N2a:1, N2b:7,N2c:2,N3:1	M not reported:1, M0:15,Mx:17

B)妊娠期管理:

	继续妊娠	终止妊娠	阴道分娩	剖宫产
n:	22[1]	2[2]	4	5[3]

[1]3 例在妊娠晚期行剖宫产;[2]1 例流产;[3]在妊娠晚期的前半段或后半段进行剖宫产。

C)手术:

原发肿瘤切除术

	WLE[1]	部分切除术	偏侧舌切除术	次全切除术
n:	8	11	6	1

[1]WLE:广泛局部切除术。

颈部淋巴结清扫术

	根治性	改良性	选择性
n:	3	1	6(水平 I –Ⅲ) 5(水平 I –Ⅳ) 1(水平 I –Ⅱ) 3(水平 I –Ⅴ)

重建手术

	RFFF[1]	PTFF[2]	ALTFF[3]	LDFF[4]	RAFF[5]	PMF[6]
n:	5	1	4	1	1	1(抢救)

[1]桡侧前臂游离皮瓣,[2]胫骨后,[3]大腿前外侧,[4]背阔肌,[5]腹直肌,[6]胸大肌。

D)放疗（未指定类型）:4,佐剂:7,近距离放射治疗:3

E)化疗:1（动脉内）

F)放化疗:6

G)治疗结果（预后）:

	完全恢复	复发 (原病灶,区域)	远处转移	死亡
妈妈 n:	22	9	4	10
孩子 n:	23			

注:数量差异是因为在 32 例报道病例的文献回顾中,有些数据没有描述。

原）、Ⅱ（凝血酶原）、Ⅶ（转变加速因子）、Ⅷ（抗血友病因子 A）、Ⅸ（克雷斯马斯因子）、Ⅹ（血浆凝血活酶前体）、Ⅺ（血浆凝血活酶前体），纤溶酶原和 D-二聚体；此外，血小板周转加快，纤溶活性降低，这些变化都会导致血栓形成。因低分子肝素不会穿过胎盘且无致畸性，因此预防性使用低分子肝素可以预防血栓形成。

妊娠期血流动力学的生理性变化表现为心输出量及每搏输出量增加，外周血管阻力降低。在手术期间这些变化似乎不会增加失血量，而且可能会有助于维持血管吻合口的通畅。

需要进行长时间的可能危害到胎儿的非产科手术时，术中需要进行持续电子胎心监护，以确保术中胎儿出现呼吸窘迫时能被发现。电子胎心监护有两种类型：外监护和内监护。标准的外部电子胎心监护仪除了配有系在腹部的安全带外还有两个主要部件：一个多普勒超声换能器监测胎儿心率（胎儿心电描记器）和一个用于评估子宫收缩的胎压计。它们通过电缆连接到中央单元，中央单元提供跟踪以及声音和视觉信号。无线胎心监护仪也可以使用导电贴片和电极，以蓝牙连接。只有当胎膜破裂、宫颈扩张和分娩时，才进行胎心内监护。第 4 章讨论了 ACOG（美国妇产科学院）胎儿监护指南。

▌放射治疗

由于靶点距离胎儿较远，因此放射治疗可作为妊娠期妇女舌 SCCa 的初始治疗或辅助治疗。辐射泄漏和散射辐射（包括机头散射和内部散射）会使胎儿受到辐射，使用腹部防护罩可以显著减少辐射泄漏和散射的影响。

我们采用基于容积调强（VMAT）的放射治疗技术，以减少对胎儿的辐射剂量。虽然剂量分布相似，但与调强放射治疗（IMRT）相比，VMAT 减少了监测单元，从而减少辐射泄漏及其对胎儿的影响，且不影响对靶点的治疗。与 IMRT 相比，VMAT 的另一个优点是：提供同等剂量辐射所需的时间相对较短，从而可以将妊娠期妇女仰卧的时间降至最少。随着胎儿受到辐射剂量的增加，潜在的短期或长期并发症也会增加。在孕早期，即器官发生时期，胎儿最容易受到辐射的影响。美国内科医师协会的指南指出，低于 5 cGy 的剂量放疗对胎儿并无显著风险，低于 10 cGy 也不太可能有显著风险。通过对胎儿发育迟缓、严重畸形或生长受限进行评估，在排除潜在的自发率后，胎儿暴露于低剂量辐射后，其发育并没有明显影响。上述病例中 7 cGy 的剂量不会对胎儿有显著影响。但必须承认辐射的随机效应，估计儿童癌症和白血病的相对风险为 1.4/1cGy。

▍化疗

在孕早期进行化疗会使胎儿面临最大风险。因为化疗会优先杀死快速增殖的细胞，就像胎儿组织细胞，因此在妊娠期使用具有细胞毒性的化疗常让人担忧，特别是在受孕后的前 8 周。在器官形成后，胎儿的生殖器、中枢神经系统和造血系统仍然容易受到持续化疗的影响，但目前已证明在妊娠中期和晚期使用化疗是安全的。

铂衍生物确实会穿过胎盘，有潜在的致畸性。根据美国国立综合癌症网络（NCCN）指南，顺铂经常用于口腔 SCCa 的辅助治疗。Mhallem Gziri 等人（2013）报道了一例妊娠期舌鳞状细胞癌患者在无并发症的情况下使用顺铂辅助放化疗。据报道，与顺铂相比，卡铂在妊娠期对癌细胞的毒性更强，因此上述案例患者使用了卡铂。一项体外研究表明，卡铂的剂量高达药—时曲线下面积 7.5 倍时，仍与胎盘移位、胎儿毒性作用无显著相关性。而宫内生长受限和低出生体重风险的增加与怀孕期间接触这些药物有关。因铂类药物会穿过胎盘，最后一次给药后应延迟 3 周后分娩，使胎儿能够排出药物，并增加胎儿的血容量及血细胞计数。

在关于宫内曾接触化疗药物的文献中，无继发性白血病的病例报道。然而来自儿童的推断性数据，白血病和淋巴瘤发病风险增加的可能性似乎是合乎逻辑的。

综上所述，在获得同意并进行适当调整的情况下，口腔恶性肿瘤孕妇可以接受标准治疗，以保护母亲和胎儿。在这种复杂的情况下，外科转接、肿瘤医学专家以及母胎医学专家团队应该通力合作治疗患者（表 6.11）。

表 6.11　妊娠期口腔和颌面恶性肿瘤的处理要点

- 据估计,在发达社会,妊娠妇女中癌症的发病率为 1:1000。
- 影响孕妇最常见的恶性肿瘤是卵巢癌、宫颈癌、妊娠相关乳腺癌、淋巴瘤、白血病和黑色素瘤。
- 妊娠期间的激素变化与头颈部恶性肿瘤没有相关性,也不造成影响。
- 在没有吸烟史的年轻女性中,舌鳞状细胞癌的发病率显著上升。
- 妊娠期,舌似乎是 SCCa 的主要发病部位。
- 对 SCCa 的孕妇的最优治疗和由此产生的胎儿风险之间的矛盾是一个复杂的医学及伦理问题。患者要下决定也非常艰难,但她们的决定必须得到尊重。
- 在妊娠期治疗和干预肿瘤会带来风险,包括胎儿生长改变导致的胎儿生长受限、早产甚至胎死宫内。然而,分娩出未受影响的健康婴儿也是可能的。
- 无钆的 1.5 特斯拉或更低磁场的磁共振成像是首选的影像检查。
- 不应因担心胎儿受到过度辐射而暂停 18F-FDG PET 扫描,双通道 PET/CT 可安全用于妊娠期。
- 外科医生、放射肿瘤学家、肿瘤内科医生、母胎医学医生、语言治疗师和营养师的加入在早期治疗过程中至关重要。

续表

> - 手术中提倡孕妇向左侧倾斜,以避免下腔静脉压迫造成血流动力学影响。手术应快速进行,并注意减少术中失血。
> - 妊娠期的高凝状态会导致游离组织移植相关手术难度增加,因为会增加血栓栓塞疾病和吻合口血栓形成的风险。
> - 在长时间的非产科手术过程中,需考虑术中持续电子胎心监护。
> - 美国内科医师协会指南指出,5 cGy 剂量以下的放射治疗不会明显增加胎儿风险,10 cGy 计量以下的放射治疗不太可能明显增加胎儿风险。
> - 与顺铂相比,卡铂在妊娠期似乎具有更好的毒性效力。卡铂的剂量高达 7.5 倍药一时曲线下面积时,与胎盘转移、胎儿暴露(于药物)或胎儿毒性作用无显著相关性。

妊娠期口腔颌面部外伤的处理

（Igor Makovey, Sean P. Edwards）

▌流行病学

外伤是非产科因素导致孕产妇死亡的主要原因，最主要的是外伤所致的胎盘早剥。Fildes 等人（1992）认为，50% 的孕产妇死亡是由外伤引起的，约 6%～7% 的孕妇发生过外伤，0.4% 的孕妇需要住院治疗外伤。一般来说，导致孕期受伤和死亡的外伤原因与一般人群没有太大区别。机动车事故占妊娠期外伤病例的 50% 以上，占外伤致胎儿死亡病例的 82%。孕产妇受伤的其他原因据报道包括：

- 击打
- 枪击
- 刺伤
- 勒伤
- 跌落
- 自杀
- 药物过量
- 中毒
- 烧伤

严重的钝性和穿透性创伤更可能影响孕妇和胎儿。

妊娠特有损伤，如胎盘早剥和胎儿损伤，可在腹部受到相对较小的创伤后发生，如跌倒、家暴，或者低速机动车事故。家暴问题应该尤为关注，因为妊娠似乎致家暴事件发生率增加。据 Stewart 和 Cecutti（1993）报道，妊娠期间家暴的发生率为 6.6%，与一般人群相比，比率更高。而其他研究显示妊娠期家暴的频率更高，为 10%～30%，其中约 5% 可导致胎儿死亡。伴侣家暴的易感因素包括：年龄小于 25 岁、受教育程度较低和社会经济地位较低。口腔颌面外科医生通常是第一个接待和处理这些患者的医生，应该有识别家暴外伤的意识，并恰当地安置受害者，以防止进一步的伤害。作为健康服务提供者，我们有义务在没有伴侣或家庭人员陪伴的情况下，就伴侣暴力和家庭安全问题询问每位受伤妇女。

头颈部外伤很常见，美国每年约有 500 万起。目前尚无妊娠妇女头颈部外伤发生率的报道，而且应该还存在漏报的可能性。因为并非所有妊娠妇女头颈部受伤后都会看医生，也并非所有头颈部受伤的患者都会进行妊娠试验。了解妊娠期相关处置的利弊，对于优化颈部受伤孕妇的处置是十分重要的。高级创伤生命支持（ATLS）指南仍然是孕妇处置的标准。

▌初步评估

根据 ATLS 指南，最有利于胎儿的治疗是对妊娠患者的充分复苏。然而，对于处置外伤妊娠患者的主诊医生来说，还必须意识到胎儿的存在及其对母体生理产生的影响。为孕妇提供最佳处置需要多学科团队协作，包括急诊医师、创伤外科医师、产科医师和新生儿医师。初步处置通常由急诊医师进行，包括建立通畅气道，保障通气和循环。

据报道，妊娠患者发生气道并发症的风险会增加，插管失败的可能性较普通人群高出 8 倍。妊娠过程中的一些解剖和生理变化是导致插管困难的原因。妊娠期女性体重增加，而体重增加是众所周知的插管困难的风险因素；孕激素增加又导致口腔及咽部黏膜水肿、质脆，质脆且水肿的黏膜在插管期间容易出血，影响了临床医生对气道的保护；妊娠妇女胃食管反流及误吸风险增加，也导致插管困难；孕酮水平升高及胃动素水平降低会导致食管下括约肌张力降低，并使得胃排空延迟；增大的子宫让腹腔压力增加，进一步增加了插管难度。鉴于妊娠期的这些变化，且创伤本身也会延迟胃排空，为保护受伤妊娠妇女的气道需要进行快速诱导插管。此外，由于胃食管下括约肌张力降低及口咽中胃酸含量增加，插管前及插管时的吸入风险也会增加。

当妊娠患者呼吸频率不变，潮气量增加时，分钟通气量可增加 30%～40%。这主要是由于怀孕期间耗氧量和二氧化碳生成量增加了 20%～30%。此外，循环中的孕酮直接刺激中央呼吸中枢并导致轻度呼吸性碱中毒。尽管二氧化碳生成量增加，但分钟通气量的大幅增加也缓冲了 $PaCO_2$。$PaCO_2$ 的正常值为 $30\sim35$ mmHg。因此，当孕妇的 $PaCO_2$ 为 40 mmHg 时，可能是有创或无创机械通气的适应证，机械通气可改善分钟通气量和二氧化碳清除率。

妊娠期间，血容量较非孕期增加 40%，增加量可高达 2 L。相对于低血容量状态，妊娠期血容量的明显增加会导致血流动力学不稳定的临床表现延迟。血容量的增加会导致稀释性贫血，同时伴有胶体渗透压的降低，因此妊娠妇女也更容易发生心力衰竭。

如前所述，胎盘早剥是导致创伤妊娠妇女死亡的最主要原因。胎盘早剥可以视作胎盘与子宫之间的出血，可引起胎盘灌注受损。当妊娠妇女突然出现产前阴道出血、子宫严重压痛和高张性宫缩三联征时，临床上应高度怀疑胎盘早剥。然而，胎盘灌注受损时母体生命体征可能仍表现为正常。因妊娠期血容量增加，妊娠妇女在出现心动过速和低血压等低血容量性休克体征之前，失血量可能已高达 1.5 L。值得注意的是，胎儿宫内窘迫可能是母体低血容量的首要表现。

因此，对于外伤孕妇，应尽快使用超声多普勒监测胎心，并使用胎压计监测子宫收缩。胎心率正常范围为每分钟 $120\sim160$ 次。胎儿窘迫的表现包括胎心率异常、胎心率减慢或者胎心率未加快，以及宫缩过频。这些表现可能提示胎儿缺氧及酸中毒，需要及时治疗。如果母亲和胎儿的生命体征在充分复苏后仍继续恶化，可能需要紧急剖宫产。在评估产妇生命体征时，临床医生应意识到，当孕妇仰卧时，增大的子宫会压迫下腔静脉，使得右侧回心血量减少 30%，从而出现低血容量假象，或加重低血容量状态。

▍早产处理

早产可能是外伤的直接结果，也可能是胎盘早剥的结果。无论原因如何，受伤孕妇发生早产的人数增加了两倍。早产可以通过胎压计和临床检查进行诊断。当发现有规律和频繁的宫缩时，应考虑到早产的可能。

如果怀疑早产，必须使用窥阴器进行检查并确定宫颈是否扩张。宫颈扩张超过 3 cm 和子宫颈管消失（宫颈伸展和变薄）超过 80% 是早产的表现。对于妊娠不足 34 周的妇女，应进行以延迟分娩为目的的处置，以利于胎儿肺的发育。硫酸镁为宫缩抑制剂（用于推迟早产）。全身类固醇用于促进胎儿肺成熟，以降低疾病发病率和死亡率。妊娠超过 34 周的妇女不需要抑制急性早产，可考虑分娩。

▍同种异体免疫处理

即便仅受轻微损伤，所有 Rh 阴性孕妇仍有发生 Rh 同种异体免疫的风险。在受伤的孕妇中，母胎出血（译者注：会导致血液互相进入对方机体，也称为胎母输血）的发生率为 10%～30%（译者注：Rh 阳性胎儿血进入 Rh 阴性血母亲，导致母亲致敏，产生抗体，抗体通过胎盘进入胎儿，发生溶血）。绝大多数母胎出血为亚临床性，但仍可能导致未来新生儿发生 Rh 溶血病。为了预防这种并发症，所有 Rh 阴性血孕妇应在受伤后 72 小时内使用抗 D-IgG。单次剂量可对抗多达 30 mL 胎儿血液，避免母亲致敏。这对 90% 的母胎出血有效。此外，可进行 Kleihauer-Betke（KB）试验（胎儿血红蛋白酸洗脱试验），以评估胎母输血量是否超过 30 mL 及是否需要额外剂量的抗 D-IgG。KB 试验可以估算胎儿血红蛋白从胎儿转移到母亲血液中的量，准确预测母亲创伤后早产的风险，而单纯靠临床评估无法做到这点。如果 KB 试验呈阴性，缩短创伤后电子胎心监护的持续时间是安全的。如果 KB 试验呈阳性，早产风险显著增加，则需要更全面的监护。无论是否为 Rh 阴性血，KB 试验对受创伤的妊娠患者都具有重要作用。

▌电离辐射处理

放射检查的利弊需要同产科医生一起评估，这是非常重要的。但是，当无法确定利弊时，应根据指征进行影像学检查。因为担心致畸、胎儿生长受限及影响中枢神经系统发育，临床医师在对妊娠妇女进行影像学检查时经常会犹豫。其实，受伤孕妇进行影像学检查时，尤其是对头颈部进行成像检查时，接受的辐射对发育中胎儿的影响很低。如果可能，应规范使用铅围裙保护子宫以免受电离辐射（见第 4 章）。

▌后续评估（口腔、颌面部和颈部）

口腔颌面外科医生可能在早期处置中发挥作用，通过插管、紧急气管切开或环甲切开保持通气，以及止血。在维持好气道、通气量和血液循环后，后续应对头颈部、颌面部及口腔进行系统检查。

在进行头部检查时，应检查整个头皮是否有裂伤、出血和骨形态异常。头皮血管丰富，是常见的严重失血部位。检查耳朵是否有裂伤、软骨外露及听力丧失，还应使用耳镜检查外耳道和鼓膜。擦伤及裂伤表明可能存在骨折，应格外注意。鼓室出血可能是颅底骨折的早期表现。大家熟知的巴特尔氏征，即骨折后 1～3 天出现的耳后瘀斑，是颅底骨折的标志。同样，眼眶周围瘀斑，俗称"熊猫眼"，预示内在的颅底骨折。眼眶周围瘀斑通常会出现在伤后 1～3 天，而非立即出现或被检查到。颅底骨折的其他症状包括明确的鼻漏或耳漏，这表明脑脊液（CSF）泄漏。如果患者述口腔中有咸味，应考虑脑脊液鼻漏。

在肿胀发生之前，应进行早期眼科检查，包括视力、瞳孔大小、结膜出血、眼底和眼轴长度脱位（表明人工晶状体脱位）。如果患者出现眼部疼痛、眼压及视力变化、新发的眼球突出和相对传入性瞳孔障碍，临床医生应怀疑存在球后血肿。球后血肿为临床诊断，当怀疑有球后血肿时，应对患者进行眼压测量以评估眼压。如果眼压升高达 30 mmHg 以上，则必须进行紧急侧眦切开术和下眦松解术。头面部创伤后，上视复视及眼球无法移动表示下直肌卡压，提示眶底骨折。如果患者生命体征平稳，应立即手术干预。

在进行口内检查之前，应观察嘴唇是否存在肿胀、不对称、裂伤或瘀斑。这些检查可能为伴发牙槽骨损伤提供初始线索。首先，应对口腔黏膜和牙列的完整性进行全面检查，寻找可能危及气道的牙列移位/断裂、大的血肿、舌抬升或悬雍垂偏斜。平移触诊上颌骨和下颌骨，以检查颌骨是否存在不连续性及错位。当牙槽骨和更常见的下颌骨骨折存在时，可伴发舌下血肿，应小心触诊口腔底部。上颌骨的活动性应通过一只手捏在鼻梁上进行牵拉，另一只手握住前颌骨来检查。上颌骨的活动性提示 LeFort 骨折，需要进一步影像检查。牙列检查时应检查每个牙齿的位置，包括牙齿的唇舌向及垂直向的检查。根据创伤外力的方向，牙齿可能半脱位、嵌入或移位。检查时，含多颗牙齿的一段牙弓可被摇动，与其余牙弓错位，这高度提示牙槽骨骨折。确定一颗或多颗牙齿是半脱位还是部分牙槽骨骨折，将会改变固定方式及固定时间。牙髓活力检查通常会延迟至后续随访时进行，因为创伤后出现假阴性是很常见的，并且对早期处置几乎没有什么帮助。

应全面触诊颌面骨骼，如果未发生气道阻塞，待患者病情稳定，或危及生命的外伤已处理后可以进行相关的正式治疗。在检查鼻部时，用窥镜检查是否存在鼻中隔血肿非常重要。如有血肿，应该作一小切口引流进行紧急治疗，以防止鼻中隔穿孔和鞍鼻畸形。

应检查颈部是否有钝性和穿透性损伤、气管偏离以及呼吸时是否有呼吸辅助肌的参与。此后，应进行触诊以评估触痛、畸形、肿胀、皮下气肿、气管偏斜和脉搏对称性。听诊颈动脉有无杂音。进行颈椎 CT 扫描或颈椎横位 X 光片。在排除颈椎损伤之前，应维持颈椎固定并持续保护。

表 6.12 展示了一例口腔颌面部创伤案例。

总的来说，对于妊娠期颌面部外伤的患者，只要给予了妥善的处置，则后期的颌面部处理与其他相同外伤的患者并没有大的差异。必须评估孕妇及胎儿的状况是否平稳，因此所有孕期外伤都应进行产科会诊及检查。产科也应评估决定是否需要进行持续电子胎心监护。应保护气道并确保患者气道通畅。当患者的呼吸受到或可能受到影响时，应

表6.12　口腔颌面部创伤案例

患者：17 岁女性

孕次：1

产次：0

孕周：29 周

受伤原因：MVA（交通事故）

影响因素：乘客未使用安全带从挡风玻璃弹出

现场情况：可走动，烦躁，易怒，转至一线医院

状况：精神状态改变，气道损害

处置：插管

影像学检查：CT 扫描（头部、颌面部、脊柱、胸椎、胸部 X 射线）

结果：无颅内出血，无脊柱、胸椎和胸部 X 射线骨结构异常

产科查体：宫颈扩张 2 cm，宫缩每 4～5 分钟一次，无阴道出血

处置：给予 1 剂倍他米松以应对早产，转至 CS Mott 儿童医院

途中：低血压，心动过缓，给予 3% 生理盐水

CS Mott 儿童医院急症室处理：

生命体征：血压 150/99 mmHg，心率 24 次/分，吸氧浓度 100%，SPO_2：99%

初步映象：广泛的面部软组织创伤

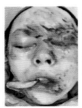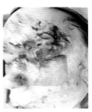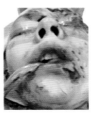

进一步检查：大面积皮肤撕裂伤，左侧眶上缘、左侧联合外侧撕裂，额头和颊部多处裂伤，CN

Ⅶ正常，双侧鼻出血符合 CT 扫描发现的轻微移位性鼻骨骨折，双侧上颌窦内侧壁骨折

神经系统检查：使用镇静剂（非强制性）

妇产科无菌阴道检查：宫缩每 1～2 分钟 1 次，胎心率 130 bpm，偶有变化

复查 CT 扫描：除鼻部损伤外无其他发现

入住儿外科 ICU

妇产科：持续 SVE 及胎心监护，产科清创以便面部损伤的外科修复，产科医生、新生儿医生待命手术修复中：

胎心监护：心动过缓，HR：90 次/分

SEV：终止妊娠，急诊行下腹部横切口剖宫产手术

新生儿 Apgar 评分：出生 0 分，1 分钟 1 分，5 分钟 1 分

脐动脉搏动：未扪及

新生儿心肺复苏启动，气管插管，肾上腺素，心率>100 次/分

新生儿送入 NICU

术后产妇情况：良好

新生儿情况：呼吸窘迫

产妇出院，新生儿 1 月后出院

5 个月随访：患者将在不久的将来接受疤痕修复

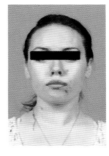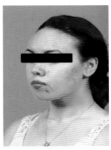

立即为患者插管或建立外科气道（气管切开）。一旦排除脊椎损伤，妊娠期外伤患者应保持左侧卧位，以避免下腔静脉受压及仰卧位低血压综合征。

　　孕妇在牙科诊所就诊时，即使只有牙齿脱位，伴或不伴有继发于跌倒或家暴的牙槽骨骨折，也应该转诊到医院进行检查和治疗。在腹部受到如跌倒、家暴和低速机动车事

故等较小创伤时，有可能发生如胎盘早剥和胎儿损伤等与妊娠相关的并发症。所以当怀疑腹部受到撞击时，需要到医院进行检查和治疗。

如果出现面部骨折，建议对上颌骨和下颌骨的骨折进行刚性内固定，以避免或缩短颌间固定（MMF）的时间。这种固定方式有利于营养的摄入，促进恢复，并将误吸风险降到最低。如果需要进行上下颌间固定，应使用新出品的混合 MMF 系统或 MMF 螺钉，并使用橡皮圈。如发生恶心和呕吐，使用橡皮圈可以快速解除固定。此外，如果骨折稳定性允许且无经口进食禁忌，可指导患者取出更换。否则，应考虑肠外营养补充。

最后，作为一种选择，可以先对骨折进行徒手复位，而骨折的彻底治疗则可推迟到产后，特别是孕妇已临近分娩时。

妊娠期口腔颌面部创伤的处理要点见表 6.13。

表6.13 妊娠期口腔颌面部创伤的处理要点

- 创伤仍然是非产科因素导致产妇死亡的主要原因，胎盘早剥是最主要的因素。
- 机动车事故占妊娠期外伤病例的 50% 以上，占外伤导致胎儿死亡的 82%。
- 妊娠患者发生气道并发症的风险增加，插管失败的可能性增加了 8 倍。
- 当发生外伤时，应尽快启动电子胎心监护。
- 不论受伤的原因，伤者中早产的人数会增加两倍。
- 即便有轻微损伤，所有 Rh 阴性孕妇仍有发生 Rh 同种免疫的风险。
- 对受伤的妊娠妇女进行影像学检查，特别是头颈部检查时，在规范的保护下，产生的辐射对发育中的胎儿影响很小。
- 由于妊娠期激素的变化，口腔和口咽黏膜比正常黏膜更易破裂，更易出血，因此必须仔细进行口腔检查。
- 妊娠期颌面部外伤的患者，只要给予了妥善的处置，则后期的颌面部处理与其他相同外伤的患者并没有大的差异。
- 在腹部受到如跌倒、家暴和低速机动车事故等较小创伤时，有可能发生如胎盘早剥和胎儿损伤等与妊娠相关的并发症。
- 建议对上颌骨和下颌骨骨折进行内固定，以避免或缩短颌间固定的时间。
- 如果需要颌间固定，应使用新出品的混合 MMF 系统或 MMF 螺钉，并使用橡皮圈。

参考文献

Al-Zaher NN and Obeid AA. (2011) Acinic cell carcinoma in pregnancy: a case report and review of the literature. *Journal of Medical Case Reports*, 5, 91.

Da Costa EP, Lee JY, Rozier RG, et al. (2010) Dental care for pregnant women. *Journal of the American Den-*

tal Association, 141, 986.

Fildes J, Reed L, Jones N, et al. (1992) Trauma: the leading cause of nonobstetric maternal death. *Journal of Trauma*, 32, 643.

Kourtis AP, Read JS, and Jameson DJ. (2014) Pregnancy and infection. *New England Journal of Medicine*, 370, 2211–2218.

Limite G, di Micco R, Esposito E, et al. (2014) Acinic cell carcinoma of the breast: review of the literature. *International Journal of Surgery*, 12, S35.

Loyer EM, DuBrow RA, David CL, et al. (1996) Imaging of superficial soft-tissue infections: sonographic findings in cases of cellulitis and abscess. *American Journal of Roentgenology*, 166, 149.

Merger R and Melchior J. (1958) Pregnancy occurring in a woman with cancer of the tongue: ulceration of the internal carotid artery. *Bulletin de la Federation des Societes de Gynecologie et d'Obstetrique de Langue Francais*, 10, 270.

Michalowicz BS, Hodges JS, DiAngelis AJ, et al. (2006) Treatment of periodontal disease and the risk of preterm birth. *New England Journal of Medicine*, 355, 1885.

Mhallem Gziri M, Han SN, van Calsteren K, et al. (2013) Tongue cancers during pregnancy: case reports and review of literature. *Head and Neck*, 35, E102.

Racicot K, Kwon JY, Aldo P, et al. (2014) Understanding the complexity of the immune system during pregnancy. *American Journal of Reproductive Immunology*, 72, 107.

Rushton VE, Horner K, and Worthington HV. (1999) Factors influencing the selection of panoramic radiography in general dental practice. *Journal of Dentistry*, 27, 565.

Silveira EB, Rocabado M, Russo AK, et al. (2005) Incidence of systemic joint hypermobility and temporomandibular joint hypermobility in pregnancy. *Cranio*, 23, 138.

Smith J L, Hsu JM, and Chang J. (2006) Predicting deep neck space abscess using computed tomography. *American Journal of Otolaryngology*, 27, 244.

Stewart DE and Cecutti A. (1993) Physical abuse in pregnancy. *Canadian Medical Association Journal*, 149, 1257.

Wong D, Cheng A, Kunchur R, et al. (2012) Management of severe odontogenic infections in pregnancy. *Australian Dental Journal*, 57, 498.

延伸阅读

Abramowicz S, Abramowicz JS, and Dolwick MF. (2006) Severe life threatening maxillofacial infection in pregnancy presented as Ludwig's angina. *Infectious Diseases in Obstetrics and Gynecology*, Article ID 51931, 1–4.

Achtari MD, Georgakopoulou EA, and Afentoulide N. (2012) Dental care throughout pregnancy. What a dentist must know. *Oral Health and Dental Management*, 11, 169.

Acquah L and Burton R. (2014) Obstetric medicine. Interlinking obstetrics and internal medicine. *South African Medical Journal*, 104, 636.

Adetayo AM, Oyedele TA, Sodipo BO, et al. (2017) Management of severe orofacial infections. Report of two cases and literature review. *International Journal of Infectious and Tropical Diseases*, 4, 18.

Afzalinasab S, Mahdieh Taleb M, Khajehahmadiet S, et al. (2015) Maxillary sinus squamous cell carcinoma during pregnancy, a new case report. *Cumhuriyet Dental Journal*, 18, 364.

Amant F, van Calsteren K, Halaska MJ, et al. (2009) Gynecologic cancers in pregnancy. Guidelines of an International Consensus Meeting. *International Journal of Gynecological Cancer*, 19, S1.

American College of Surgeons (2013) *Advanced Trauma Life Support (ATLS)*. Student Manual, 9th edn, American College of Surgeons, Washington DC, p. 25.

ASA Physical Status Classification System. Available online at: www.asahq.org/ resources/clinical-information/asa-physicalstatus-classification-system (accessed 20 October 2017).

Ask K, Akesson A, Berglund M, et al. (2002) Inorganic mercury and methylmercury in placentas of Swedish women. *Environmental Health Perspectives*, 110, 523.

Atabo A and Bradley PJ. (2008) Management principles of head and neck cancers during pregnancy. A review and case series. *Oral Oncology*, 44, 236.

Atkinson LA, Santolaya J, Matta P, et al. (2015) The sensitivity of the Kleihauer–Betke test for placental abruption. *Journal of Obstetrics and Gynecology*, 35, 139.

Bansal S, Kumar L, Choudhary N, et al. (2015) Osteosarcoma of mandible in pregnancy – a management challenge. *Online Journal of Health and Allied Sciences*, 14, 6. Available online at: www.ojhas.org/issue53/2015-1-6. html (accessed 20 October 2017).

Basavaraju A, Vijaya Durga S, and Vanitha B. (2012) Variations in the oral anaerobic microbial flora in relation to pregnancy. *Journal of Clinical and Diagnostic Research*, 6, 1489.

Bearfield C, Davenport ES, Sivapathasundaram V, et al. (2002) Possible association between amniotic fluid micro-organism infection and microflora in the mouth. *British Journal of Obstetrics and Gynaecology*, 109, 527.

Bhandari N and Kothari M. (2010) Adenomatoid odontogenic tumour mimicking a periapical cyst in pregnant woman. *Singapore Dental Journal*, 31, 26.

Boatin AA, Wylie B, Goldfarb I, et al. (2015) Wireless fetal heart rate monitoring in inpatient full-term pregnant women. Testing functionality and acceptability. *PLoS One*, 10, e0117043, 2015.

Bradley PJ and Raghavan U. (2004) Cancers presenting in the head and neck during pregnancy. *Current Opinion in Otolaryngology, Head and Neck Surgery*, 12, 76.

Brent RL. (1983) The effects of embryonic and fetal exposure to x-rays, microwaves and ultrasound. *Clinical Obstetrics and Gynecology*, 26, 484, 1983.

Brewer M, Kueck A, Runowicz CD. (2011) Chemotherapy in pregnancy. *Clinical Obstetrics and Gynecology*, 54, 602.

Bridges CC and Zalups RK. (2010) Transport of inorganic mercury and methylmercury in target tissues and organs. *Journal of Toxicology and Environmental Health*, 13, 385.

Buekers TE and Thomas L. (1998) Chemotherapy in pregnancy. *Obstetrics and Gynecology*, 25, 323–327.

Cardonic E and Lacobucci A. (2004) Use of chemotherapy during human pregnancy. *Lancet Oncology*, 5, 283.

Cardoso da Silva HE, do Socorro Ramos Costa E, Quintão Medeiros AC, et al. (2016) Ameloblastoma during pregnancy. A case report. *Journal of Medical Case Reports*, 10, 244.

Cariati P, Cabello-Serrano A, Monsalve-Iglesias F, et al. (2017). Juxtacortical mandibular chondrosarcoma during pregnancy. A case report. *Journal of Clinical and Experimental Dentistry*, 9, e723.

Cengiz SB. (2007) The dental patient. Considerations for dental management and drug use. *Quintessence International*, 38, 133.

Chen L and Suh BI. (2013) Bisphenol A in dental materials: a review. *JSM Dentistry*, 1, 1004.

Cheung EJ, Wagner H, Botti JJ, et al. (2009) Advanced oral tongue cancer in a 22 year old pregnant woman. *Annals of Otology, Rhinology and Laryngology*, 118, 21.

Chow VL, Chan JY, Ng RW, and Wei WI. (2008) Management of head and neck tumours during pregnancy. Case report and literature review. *Asian Journal of Surgery*, 31, 199.

Cudney N, Ochs MW, Johnson J, et al. (2010) A unique presentation of a squamous cell carcinoma in a pregnant patient. *Quintessence International*, 41, 581.

Da Costa EC, da Rosa LA, Batista DV. (2015) Fetus absorbed dose evaluation in head and neck radiotherapy procedures of pregnant patients. *Applied Radiation and Isotopes*, 100, 11.

Dalla Torre D, Burtscher D, Hoefer D, et al. (2014) Odontogenic deep neck space infection as life-threatening condition in pregnancy. *Australian Dental Journal*, 59, 375.

DeLair D, Bejarano PA, Peleg M, et al. (2007) Ameloblastic carcinosarcoma of the mandible arising in ameloblastic fibroma, a case report and review of the literature. *Oral Surgery, Oral Medicine, Oral Pathology, Oral Radiology and Endodontics*, 103, 561.

Dellinger TM and Livingston MH. (2006) Pregnancy physiologic changes and considerations for dental patients. *Dental Clinics of North America*, 50, 677.

Dennehy KC and Pian-Smith MC. (2000) Airway management of the parturient. *International Anesthesiology Clinics*, 38, 147.

Doll R and Wakeford R. (1997) Risk of childhood cancer from fetal irradiation. *British Journal of Radiology*, 70, 130.

Dumper J and Kerr P. (2005) Recurrent squamous cell carcinoma of the tongue in pregnancy. *Journal of Otolaryngology*, 34, 242.

Edwards C, Yi CH, and Currie JL. (1995) Chorioamnionitis caused by Capnocytophaga. Case report. *American Journal of Obstetrics and Gynecology*, 173, 244.

Eisig S and Carrao V. (2016) Management considerations to patients with endocrine diseases and the pregnant patient, in *Oral and Maxillofacial Surgery Secrets*, 3rd edn (eds A Abubaker, Din Lam, and K Benson), Mosby, St Louis, 290−318.

Eliassen AM, Hauff SJ, Tang AL, et al. (2013) Head and neck squamous cell carcinoma in pregnant women. *Head and Neck*, 35, 335.

Ferlito A, Devaney SL, Carbone A, et al. (1998) Pregnancy and malignant neoplasms of the head and neck. *Annals of Otology, Rhinology and Laryngology*, 107, 991.

Flynn TR. (2014) Principles of management of odontogenic infections, in *Contemporary Oral and Maxillofacial Surgery*, 6th edn (eds JR Hupp, E Ellis E, and MTucker), Elsevier, Amsterdam, 296−318.

Flynn TR and Susarla SM. (2007) Oral and maxillofacial surgery for the pregnant patient. *Oral and Maxillofacial Surgery Clinics of North America*, 19, 207.

Fung Kee, Fung K, Eason E, Crane J, et al. (2003) Prevention of Rh alloimmunization. *Journal of Obstetrics and Gynaecology Canada*, 25, 765.

Garcia AG, Lopez JA, and Rey JMG. (2001) Squamous cell carcinoma of the maxilla during pregnancy. Report of case. *Journal of Oral and Maxillofacial Surgery*, 59, 456.

Gawęda A, Jach E, Tomaszewski T, et al. (2011) Treatment of the follicular cyst of the mandible in a pregnant woman−a case study. *Journal of Pre-Clinical and Clinical Research*, 5, 38.

Gordy FM, Holder R, O'Carroll MK, et al. (1996) Growth of an ameloblastoma during pregnancy. Opportunity lost? *Special Care in Dentistry*, 16, 199.

Har-El G, Aroesty J, Shaha A, et al. (1994) Changing trends in deep neck abscess. A retrospective study of 110 patients. *Oral Surgery, Oral Medicine, Oral Pathology, Oral Radiology and Endodontics*, 77, 446.

Hemalatha VT, Manigandan T, Sarumathi T, et al. (2013) Dental considerations in pregnancy − a critical review on the oral care. *Journal of Clinical and Diagnostic Research*, 7, 948.

Herberts BG and Sandström J. (1957) Ameloblastoma occurring and recurring during pregnancies. *Acta Oto-Laryngologica*, 48, 327.

Hilgenberg PB, Cunali RS, Bonott D, et al. (2012) Temporomandibular disorders and pregnancy. *Revista Dor São Paulo*, 13, 371.

Hill CC and Pickinpaugh J. (2008) Trauma and surgical emergencies in the obstetric patient. *Surgical Clinics of North America*, 88, 421.

Hull SB and Bennett S. (2007) The pregnant trauma patient. Assessment and anesthetic management. *International Anesthesiology Clinics*, 45, 1.

Hytten F. (1985) Blood volume changes in normal pregnancy. *Clinical Haematology*, 14, 601.

Ibhawoh L and Enabulele J. (2015) Endodontic treatment of the pregnant patient. Knowledge, attitude and practices of dental residents. *Nigerian Medical Journal*, 56, 311.

International Commission on Radiological Protection. (2000) Pregnancy and medical radiation. *Annals of the ICRP*, 30, 1.

Jensen KS, Biggs KA, and Cardwell MS. (2015) Retropharyngeal abscess complicated by Prevotella buccae sepsis during pregnancy, a case report. *Journal of Reproductive Medicine*, 60, 87.

Jouppila R, Jouppila P, and Hollmen A. (1980) Laryngeal oedema as an obstetric anaesthesia complication, case reports. *Acta Anaesthesiologica Scandinavica*, 24, 97.

Kal HB and Struikmans H. (2005) Radiotherapy during pregnancy. Fact and fiction. *Lancet Oncology*, 6, 328.

Kanazawa I, Yamauchi M, Yanoi S, et al. (2009) Osteosarcoma in a pregnant patient with McCune–Albright syndrome. *Bone*, 45, 603.

Kase KR, Svensson GK, Wolbarst AB, et al. (1983) Measurements of dose from secondary radiation outside a treatment field. *International Journal of Radiation Oncology Biology Physics*, 9, 1177.

Khan I, Ansari MI, and Khan R. (2010) Oral surgery for the pregnant patient. *Heal Talk*, 3, 31.

Klysik A, Kaszuba-Bartkowiak K, and Jurowski P. (2016) Axial length of the eyeball is important in secondary dislocation of the intraocular lens, capsular bag, and capsular tension ring complex. *Journal of Ophthalmology*, 1, 6431438.

Koike T, Uehara S, Kobayashi H, et al. (2005) Squamous cell carcinoma experiences in two-year treatments. *Oral Oncology Extra*, 41, 7.

Kurien S, Kattimani VS, Sriram R, et al. (2013) Management of pregnant patient in dentistry. *Journal of International Oral Health*, 5, 88.

LaBauve JR, Long KN, Hack GD, et al. (2012) What every dentist should know about bisphenol A. *General Dentistry*, 60, 424.

Lasaridis N, Tilaveridis I, and Karakasis D. (1996) Management of carcinoma of the tongue during pregnancy. Report of a case. *Journal of Oral and Maxillofacial Surgery*, 54, 221.

Layton SA, Rintoul M, and Avery BS. (1992) Oral carcinoma in pregnancy. *British Journal of Oral and Maxillofacial Surgery*, 30, 161.

LeResche L, Sherman JJ, Huggins K, et al. (2005) Musculoskeletal orofacial pain and other signs and symptoms of temporomandibular disorders during pregnancy. A prospective study. *Journal of Orofacial Pain*, 19, 193.

Lin TI, Lin JC, Shih-Chu Ho E, et al. (2007) Nasopharyngeal carcinoma during pregnancy. *Obstetrics and Gynecology*, 46, 423.

Lindbohm ML, Ylöstalo P, Sallmén M, et al. (2007) Occupational exposure in dentistry and miscarriage. *Occupational and Environmental Medicine*, 64, 127.

Ling Yu Chow V, Yu Wai Chan J, Wai Man Ng Ri, et al. (2008) Management of head and neck tumours during pregnancy. Case report and literature review. *Asian Journal of Surgery*, 31, 199.

Little JW. (2007) *Dental Management of the Medically Compromised Patient*, 7th edn, Mosby, St Louis, 271–281.

Lloyd CJ, Paley MD, Penfold CN, et al. (2003) Microvascular free tissue transfer in the management of squamous cell carcinoma of the tongue during pregnancy. *British Journal of Oral and Maxillofacial Surgery*, 41, 109.

Mayoral VA, Espinosa IA, and Montiel AJ. (2013) Association between signs and symptoms of temporomandibular disorders and pregnancy (case control study). *Acta Odontologica Latinoamericana*, 26, 3.

McFarlane J, Parker B, Soeken K, et al. (1992) Assessing for abuse during pregnancy. Severity and frequency of injuries and associated entry into prenatal care. *Journal of the American Medical Association*, 267, 3176.

Mendez-Figueroa H, Dahlke JD, Vrees RA, et al. (2013) Trauma in pregnancy. An updated systematic review. *American Journal of Obstetrics and Gynecology*, 209, 1.

Mir O, Berveiller P, Ropert S, et al. (2008) Use of platinum derivatives during pregnancy. *Cancer*, 113, 3069.

Morgan JA. (1925) Giant-cell sarcoma of the superior maxilla. *Laryngoscope*, 35, 115.

Muench MV, Baschat AA, Reddy UM, et al. (2004) Kleihauer-Betke testing is important in all cases of maternal trauma. *Journal of Trauma*, 57, 1094.

Murphy J, Berman D, Edwards SP, et al. (2016) Squamous cell carcinoma of the tongue during pregnancy. A case report and review of the literature. *Journal of Oral and Maxillofacial Surgery*, 74, 2557.

Naseem M, Khurshid Z, Ali Khan H, et al. (2016) Oral health challenges in pregnant women. Recommendations for dental care professionals. *Saudi Journal for Dental Research*, 7, 138.

Nuyttens JJ, Prado KL, Jenrette JM, et al. (2002) Fetal dose during radiotherapy. Clinical implementation and review of the literature. *Cancer/Radiotherapie*, 6, 352.

O'Regan EM, Gibb DH, and Odell EW. (2001) Rapid growth of giant cell granuloma in pregnancy treated with calcitonin. *Oral Surgery, Oral Medicine, Oral Pathology, Oral Radiology and Endodontics*, 92, 532.

Orlandi E, Zonca G, Pignoli E, et al. (2007) Postoperative radiotherapy for synovial sarcoma of the head and neck during pregnancy. Clinical and technical management and fetal dose estimates. *Tumori*, 93, 452.

Osborn TM, Assael L, and Bell B. (2008) Deep space neck infection. Principles of surgical management. *Oral and Maxillofacial Surgery Clinics of North America*, 20, 353.

Otsuka, Koji, Hamakawa H, Sumida T, and Tanioka H. (2001) Treatment of mandibular malignant fibrous histiocytoma during pregnancy. *Journal of Oral and Maxillofacial Surgery*, 59, 220–224.

Palluch F, Lehmann M, Volz J, et al. (2011) The rapid growth of a pleomorphic adenoma of the parotid gland in the third trimester of pregnancy. *Journal of Medical Case Reports*, 5, 141.

Patton LL and Glick M (eds) (2015) *The ADA Practical Guide to Patients with Medical Conditions*, Wiley Online Library, 423–448.

Pearlman M and Faro S. (1990) Obstetric septic shock. A pathophysiologic basis for management. *Clinical Obstetrics and Gynecology*, 33, 482.

Pearlman MD, Tintinalli JE, and Lorenz RP. (1990) A prospective controlled study of outcome after trauma during pregnancy. *American Journal of Obstetrics and Gynecology*, 162, 1502.

Pereg D, Koren G, and Lishner M. (2008) Cancer in pregnancy, gaps, challenges and solutions. *Cancer Treatment Review*, 34, 302.

Petrone P and Marini CP. (2015) Trauma in pregnant patients. *Current Problems in Surgery*, 52, 330.

Pirie M, Cook I, Linden G, et al. (2007) Dental manifestations of pregnancy. *Obstetrics and Gynaecology*, 9, 21.

Poole GV, Martin JN, Perry KG, et al. (1996) Trauma in pregnancy, the role of interpersonal violence. *Ameri-

can Journal of Obstetrics and Gynecology, 174, 1873.

Prado KL, Nelson SJ, Nuyttens JJ, et al. (2000) Clinical implementation of the AAPM Task Group 36 recommendations on fetal dose from radiotherapy with photon beams. A head and neck irradiation case report. *Journal of Applied Clinical Medical Physics*, 1, 1.

Puri A, Khadem P, Ahmed S, et al. (2012) Imaging of trauma in a pregnant patient. *Seminars in Ultrasound, CT and MR*, 33, 37.

Rai B, Kaur J, and Kharb S. (2009) Pregnancy gingivitis and periodontitis and its systemic effect. *Internet Journal of Dental Science*, 6.

Ramsay G, Paglia M, and Bourjeily G. (2013) When the heart stops. A review of cardiac arrest in pregnancy. *Journal of Intensive Care Medicine*, 28, 204.

Reisner LS, Benumof JL, and Cooper SD. (1999) The difficult airway. Risk, prophylaxis and management, in *Obstetric Anesthesia. Principles and Practice* (ed. DH Chestnut), Mosby, St Louis, 590−620.

Schantz SP and Yu GP. (2002) Head and neck cancer incidence trends in young American, 1973−1997 with a special analysis for tongue cancer. *Archives of Otolaryngology, Head and Neck Surgery*, 128, 268.

Sethi RK, Kozin ED, Fagenholz PJ, et al. (2014) Epidemiological survey of head and neck injuries and trauma in the United States. *Otolaryngology Head and Neck Surgery*, 151, 776.

Shah AJ and Kilcline BA. (2003) Trauma in pregnancy. *Emergency Medicine Clinics of North America*, 21, 615.

Shah KH, Simons RK, Holbrook T, et al. (1998) Trauma in pregnancy. Maternal and fetal outcomes. *Journal of Trauma*, 45, 83.

Shen S, Xu L, Yin X, et al. (2011) A case of a squamous cell carcinoma of the tongue during pregnancy. *Oral Oncology*, 47, 924.

Shessel BA, Portnof JE, Kaltman SI, et al. (2013) Dental treatment of the pregnant patient. Literature review and guidelines for the practicing clinician. *Today's FDA*, 25, 26−29.

Shetty L, Shete A, and Gupta AA. (2015) Pregnant oral and maxillofacial patient − Catch 22 situation. *Dentistry*, 5, 9.

Shibuya H, Saiot M, Horiuchi JI, et al. (1987) Treatment of malignant head and neck tumors during pregnancy − a report of 3 cases. *Acta Oncologica*, 26, 237.

Shimanovich I, Skrobek C, Rose C, et al. (2002) Pemphigoid gestationis with predominant involvement of oral mucous membranes and IgA autoantibodies targeting the C-terminus of BP180. *Journal of the American Academy of Dermatology*, 47, 780.

Shinozaki Y, Jinbu Y, Kusama M, et al. (2004) A case report of adenomatoid odontogenic tumor arising in a pregnant woman. *Oral Medicine and Pathology*, 9, 31.

Siepermann M, Koscielniak E, Dantonello T, et al. (2012) Oral low-dose chemotherapy. Successful treatment of an alveolar rhabdomyosarcoma during pregnancy. *Pediatric Blood and Cancer*, 58, 104.

Silasi M, Cardenas I, Racicot K, et al. (2015) Viral infections during pregnancy. *American Journal of Repro-*

ductive Immunology, 73, 199.

Smith JA, Gaikwad A, Mosley S, et al. (2014) Utilization of an ex vivo human placental perfusion model to predict potential fetal exposure to carboplatin during pregnancy. *American Journal of Obstetrics and Gynecology*, 210, 275.

Solak Ö, Turhan-Haktanir N, Köken G, et al. (2009) Prevalence of temporomandibular disorders in pregnancy. *European Journal of General Medicine*, 6, 223.

Sperry JL, Casey BM, McIntire DD, et al. (2006) Long-term fetal outcomes in pregnant trauma patients. *American Journal of Surgery*, 192, 715.

Stone K. (1999) Trauma in the obstetric patient. *Obstetric and Gynecology Clinics of North America*, 26, 459.

Stoval M, Blackwell CR, Cundiff J, et al. (1995) Fetal dose from radiotherapy with photon beams. Report of AAPM Radiation Therapy Committee Task Group No 36. *Medical Physics*, 22, 63.

Tagliabue M, Elrefaey SH, Peccatori F, et al. (2016) Tongue cancer during pregnancy. Surgery and more, a multidisciplinary challenge. *Critical Reviews of Oncology and Hematology*, 98, 1.

Takalkar AM, Khandelwal A, Lokitz S, et al. (2011) 18 F-FDG PET in pregnancy and fetal radiation dose estimates. *Journal of Nuclear Medicine*, 52, 1035.

Teoh M, Clark CH, Wood K, et al. (2011) Volumetric modulate arc therapy. A review of current literature and clinical use in practice. *British Journal of Radiology*, 84, 967.

Terada T, Uwa N, Sagawa K, et al. (2015) A case of tongue carcinoma resection and reconstruction with microsurgical free flap during pregnancy. *Nihon Jibiinkoka Gakkai Kaiho*, 118, 46.

Terenzi V, Cassoni A, della Monaca M, et al. (2016) Oral cancer during pregnancy. *Oral Oncology*, 59, 1.

Tocaciu S, Robinson BW, and Sambrook BJ. (2017) Severe odontogenic infection in pregnancy. A timely reminder. *Australian Dental Journal*, 62, 98.

Triunfo S and Scambia G. (2014) Cancer in pregnancy. diagnosis, treatment and neonatal outcome. *Minerva Ginecologica*, 66, 325.

Tubbs RS, Shoja MM, Loukas M, et al. (2010) William Henry Battle and Battle's sign. Mastoid ecchymosis as an indicator of basilar skull fracture. *Journal of Neurosurgery*, 112, 186.

Turner M and Aziz SR. (2002) Management of the pregnant oral and maxillofacial surgery patient. *Journal of Oral and Maxillofacial Surgery*, 60, 1479.

Tweddale CJ. (2006) Trauma during pregnancy. *Critical Care Nursing Quarterly*, 29, 53.

Unsworth JD, Baldwin A, Byrd L. (2013) Systemic lupus erythematosus, pregnancy and carcinoma of the tongue. BMJ Case Reports, bcr-2013-008864.

Voulgaris E, Pentheroudakis G, and Pavlidis N. (2011) Cancer and pregnancy. A comprehensive review. *Journal of Surgical Oncology*, 20, e175.

Wang B, Gao BL, Xu GP, et al. (2014) Images of deep neck space infection and the clinical significance. *Acta Radiologica*, 55, 945.

Wazir S, Khan M, Mansoor N, et al. (2013) Odontogenic facial space infections in pregnancy – a study. *Paki-*

stan Oral and Dental Journal, 33, 17.

Wise RA, Polito AJ, and Krishnan V.（2006）Respiratory physiologic changes in pregnancy. *Immunology and Allergy Clinics of North America*, 26, 1.

Wolf EJ, Mallozzi A, Rodis JF, et al.（1992）The principal pregnancy complications resulting in preterm birth in singleton and twin gestations. *Journal of Maternal and Fetal Medicine*, 14, 206.

Yamoah KK, Lindow S, and Karsaia L.（2009）Large epulis in pregnancy. *Journal of Obstetrics and Gynaecology*, 29, 761.

Yokoshima K, Nakamizo M, Sakanushi A, et al.（2012）Surgical management of tongue cancer during pregnancy. *Auris Nasus Larynx*, 39, 428.

Yoruk O, Ucuncu H, Gursan N, et al.（2009）Sinonasal Burkitt lymphoma presenting as a nasal polyposis in a pregnant woman. *Journal of Craniofacial Surgery*, 20, 1059.

Zemlickis D, Lishner M, Degendorfer P, et al.（1992）Fetal outcome after in utero exposure to cancer chemotherapy. *Archives of Internal Medicine*, 152, 573.

（李春光　唐万红　夏梦泰　译）

7 产后注意事项

Kyriaki C. Marti

　　母乳喂养是产后阶段非常重要的一个组成部分。无论母乳喂养的时间长还是短，产妇都必须要了解自己的营养、心理健康和身体健康状态，因为她需要对自己的宝宝负责。母乳的独特性在于，它是健康婴儿出生后到大约 6 个月内最好的营养来源。许多研究已经表明，母乳喂养对婴儿和母亲的健康均有益处（表 7.1、表 7.2）。

表7.1　母乳喂养对婴儿健康的益处

急性中耳炎	与纯母乳喂养 3~6 个月的婴儿相比,纯配方奶喂养的婴儿患急性中耳炎的风险增加 1 倍
胃肠炎、腹泻	混合喂养的婴儿发生腹泻相关死亡的风险(婴儿年龄 0 至 5 个月)高于纯母乳喂养的婴儿
呼吸道感染	与配方奶喂养的婴儿(其他方面健康)相比,4 月龄纯母乳喂养的婴儿因呼吸道感染而住院的风险更低
坏死性小肠结肠炎	母乳喂养的婴儿和没有母乳喂养的婴儿发生坏死性小肠结肠炎的绝对风险差异为 5%
白血病	母乳喂养超过 6 个月的婴儿发生急性淋巴细胞性和骨髓性白血病的风险显著低于其他喂养情况的婴儿
婴儿猝死综合征	母乳喂养的婴儿猝死的风险低于从未母乳喂养的婴儿
哮喘	与未接受母乳喂养的婴儿相比,无哮喘家族史、纯母乳喂养至少 3 个月的婴儿患哮喘的风险更低
肥胖	与那些用配方奶喂养的婴儿相比,母乳喂养的婴儿患儿童肥胖的风险更低
2 型糖尿病(DMT2)	与配方奶喂养的婴儿相比,母乳喂养的婴儿发生 DMT2 的风险更低

表7.2　　**母乳喂养对乳母健康的益处**

产后出血和出血风险	减少
哺乳性闭经和抑制排卵	为产妇从怀孕和分娩中完全恢复提供休养时间,母乳喂养是一种天然的避孕方法
乳腺癌	每多喂养一年母乳,母亲患乳腺癌的风险就会降低 4.3%
卵巢癌	全程母乳喂养者患卵巢癌的风险比降低 2%,有母乳喂养经历的母亲比无母乳喂养经历的母亲患病风险也更低
多发性硬化症	患多发性硬化症的风险降低

医务人员也需要熟练掌握产后子痫前期的知识。这是一种罕见的情况,发生在产妇分娩后不久,常伴有高血压和蛋白尿。大多数病例发生在分娩后的 48 小时内,根据 Clark（2014）的研究,也可能会在分娩后 6 周发病（另见第 9 章中的"子痫前期"）。

母乳喂养的医学禁忌证

- 母体因素（如患艾滋病、人类 I 型或 II 型 T 淋巴病毒病、活动性疱疹、乳房单纯性病变、急性 H_1N_1 感染、埃博拉病毒和布鲁氏菌病、未治疗的活动性结核病或活动性水痘,药物滥用,有化疗药物或放射性同位素不良反应）
- 婴儿因素:患有 1 型半乳糖血症的婴儿不应该用母乳喂养;其他先天性新陈代谢异常的婴儿也可能不适用母乳喂养

母乳喂养和婴儿口腔健康

从婴儿口腔健康的角度来看,关于母乳喂养方式潜在的口腔后遗症有以下两个方面:

- 错𬌗畸形的恶化风险
- 儿童早期龋齿

目前的文献表明,没有强有力的证据表明母乳喂养与儿童错𬌗畸形或早期龋齿之间存在联系。对于母乳喂养的专家共识是,婴儿应在出生后的头 6 个月接受纯母乳喂养,并至少接受母乳喂养 1 年。

为了更好地预防儿童早期龋病,建议在婴幼儿第一颗牙萌出后立即开始牙齿清洁并保持口腔卫生,还要尽量减少含糖饮料的摄入。

胎生牙也是一个需要注意的问题。如果它们在哺乳期间损伤了乳头和乳晕，干扰了哺乳，或导致舌系带创伤，则需要拔牙。Riga-Fede 溃疡会导致婴儿拒绝进食，他们新萌出的牙也有被吞下或误吸的风险。Riga-Fede 溃疡是以两名意大利医生（Antonio Riga 和 Francesco Fede）的名字命名的。Riga 关于这种情况的第一份报告发表于 1881 年。Fede 被认为是意大利儿科之父，他在 1891 年报道了有丰富的组织病理学研究的相关病例。

母乳喂养期间的治疗和药物

龋齿、牙周病、牙髓病的治疗和预防性治疗，以及牙齿正畸和修复等牙科治疗是可以在乳汁分泌期和哺乳期安全地进行的。不需要住院、恢复周期短的口腔颌面部疾病治疗也可以在哺乳期进行。植入术、正颌术和美容手术可以推迟到母乳喂养停止后进行。但是，针对感染（无论何种来源）、创伤、良性局部侵袭性肿瘤、恶性肿瘤的外科手术治疗及其相关重建手术等，尽管手术期间要求乳母中断母乳喂养，这些手术也应立即进行。如果母亲的疾病造成母婴分离，医务人员应为其提供帮助以维持泌乳。当母亲与婴儿不可避免地要分开时，储存的母乳或配方奶可以取代母乳喂养（遵行现行的母乳储存准则）。

▌局部麻醉

美国儿科学会的最新指南指出，利多卡因对哺乳期患者是安全的。利多卡因是孕期和哺乳期最常用且临床研究最透彻的局部麻醉剂，其他酰胺类或混合类麻醉剂也可以使用（尽管它们的副作用略大）。而酯类麻醉剂由于过敏反应风险较高，所以要避免使用。

口腔医生必须认真遵守诊疗指南。由于口腔治疗经常延期到产后进行，因此必须采用最好的技术（细致抽吸以避免血管内注射，找准正确的注射位置，将局部麻醉剂剂量控制在安全范围内）。有专家认为使用血管收缩剂是有益的，恰当的回抽以预防血管内注射可降低局部麻醉剂毒性。局部麻醉剂中含有肾上腺素，如果注射入血管内，将通过增加凝血酶和Ⅷ因子的浓度并激活凝血连锁反应，有可能加重血液高凝状态并持续至产后 6～12 周。即使是极低剂量的外源性肾上腺素血管收缩剂进入血液循环，也要考虑到对血液高凝状态患者可能产生的影响。

此外，如上所述，由于哺乳期的血栓形成风险高于孕期，特别是在分娩后的 6～12 周内，哺乳期的患者可能会接受抗凝治疗。Boer 等人（2007）认为，组织因子（TF）水平增加会造成凝血功能活化，因此应注意，对于使用了低分子肝素的患者，局部麻醉可能导致血肿形成。

另一个需要考虑的问题是，在产后期间，大约有 13% 的妇女会出现产后抑郁症，且往往没有得到有效治疗。治疗包括个人心理治疗和抗抑郁药物治疗。产妇抗抑郁药物治疗对哺乳期婴儿有风险，治疗的风险和获益要被每个患者充分权衡。接受抗抑郁治疗的患者有可能出现口腔溃疡和直立性低血压。口腔医生在使用血管收缩剂时必须采取预防措施，因为它们会产生相互作用，特别是与三环类抗抑郁药和非选择性 β 肾上腺素阻断剂的相互作用。对于产后甲状腺功能亢进的患者，需谨慎使用肾上腺素类血管收缩剂。

表 7.3 总结了母乳喂养期间局部麻醉剂的安全性。

表7.3　母乳喂养期间局部麻醉剂的选择

局部麻醉剂	母乳喂养的安全性
局部麻醉剂（可注射）	
利多卡因	安全
普利洛卡因	安全
阿替卡因	慎用
布比卡因	安全
梅比卡因	安全
局部麻醉剂（局部用）	
利多卡因	安全
利多卡因+普利洛卡因	安全
苯佐卡因	慎用*
四卡因	慎用*

*可引起获得性高铁血红蛋白症。

▎口服药物镇静、静脉镇静和全身麻醉

产妇的静脉镇静（PIVS）和全身麻醉基本上不是哺乳禁忌（表 7.4）。大多数用于 PIVS 和全身麻醉的药物都有很短的半衰期，并能被母体循环迅速清除。在产后 2～3 天内进行的手术（如输卵管结扎），即使是使用全身麻醉也没有必要推迟母乳喂养，因为初乳量太少，其中不会含有大量的麻醉剂。对于之后进行的手术，是否恢复母乳喂养取决于婴儿的状况。分娩健康足月新生儿的产妇一旦清醒并能抱起婴儿，就可以恢复母乳喂养。如果是分娩早产儿或其他状况不佳的新生儿的产妇，可能需要在手术后 12～24

小时内将乳汁挤出并丢弃。

表7.4　母乳喂养期间静脉镇静药物、口服镇静剂、全身麻醉剂的选择

药物选择	母乳喂养的安全性
静脉镇静注射药物	
芬太尼	安全
咪达唑仑	安全
依托咪酯	安全
异丙酚	安全
克他命	慎用，数据有限
口服镇静剂	
洛拉西泮	安全（与其他苯二氮卓类药物相比，半衰期较短）
奥沙西泮	安全（与其他苯二氮卓类药物相比，半衰期较短）
一氧化二氮（笑气）	安全
全身麻醉剂	
易挥发剂	（被认为是安全的，可快速消除，生物利用度低）
神经肌肉阻塞剂	（被视为是安全的，大分子，低脂溶度，极化特行）
阿片类药物和肌肉松弛剂（逆转）	安全

▌母乳喂养期间使用的处方药物和非处方药物

医务人员需要了解在泌乳期和哺乳期可以使用的药物，并提前告知母亲进入母乳中的药物和化学物质的潜在副作用。

美国进行母乳喂养的妇女数量正在增加，美国每四个新增母亲中就有三人进行母乳喂养。然而，6 个月和 12 个月时的母乳喂养率以及 3 个月和 6 个月时的纯母乳喂养率仍然较低。母乳喂养妇女数量增加，这主要归功于美国儿科学会（AAP），在其指导意见中强调了母乳喂养是婴儿生命前 6 个月的最佳营养方式。这个指导意见的主要观点是，大多数的美国婴儿在出生后的前 6 个月应接受纯母乳喂养，母乳喂养至少应持续至孩子 1 岁。这项建议提高了母乳喂养率，并促进了父母、保健医生、口腔医生、药剂师、护士和其他保健专业人员对婴儿健康需求的关注日益增加。

关于哺乳期药物安全性的研究受限于伦理学，大多数相关研究是在动物身上进行的。根据 Donaldson 和 Goodchild（2012）的说法，药物是否适用于哺乳期患者的一般原则是"如果一种药物被认为可以在怀孕期间使用，那么在母乳喂养期间继续使用该药物

通常是合理的"。但是，在涉及以下内容时，应重新慎重评估：

- 该药物的物质分子量
- 该药物在新生儿血液循环中的代谢。

镇痛剂

表 7.5 归纳了哺乳期处方镇痛药物的安全性。

表7.5　哺乳期镇痛剂的选用

镇痛剂	哺乳期安全性
扑热息痛	安全
阿司匹林	慎用
布洛芬	安全
可待因	安全
氢可酮	慎用
羟考酮	慎用
吗啡	安全

常用的扑热息痛，常规剂量不会达到肝毒性水平。在非甾体抗炎药中，首选布洛芬，因其不易进入乳汁，且在儿童中的使用得到了广泛的研究。长半衰期药物如萘普生、舒林酸、吡罗昔康等，如长期使用，可在婴儿体内积蓄。

强效处方镇痛剂，如羟考酮和氧可酮在哺乳期应慎用。Sachs（2013）认为，在哺乳期口服任何麻醉性镇痛药，均可导致新生儿嗜睡、中枢神经系统抑制，甚至死亡。需特别注意的是，新生儿对极小剂量的麻醉药品也非常敏感。

而且，羟考酮和氢可酮等药物在婴儿体内的排泄慢，并有个体差异。因此，此类药物对婴儿是不安全的。氢可酮可在人类母乳中检测到。Seaton 等人（2007）的研究显示，氢可酮用于剖宫产止痛时，在分娩后的 24、48 和 72 小时均可在乳汁和血清中检测到。因此，药物的使用需控制在有限的天数内，并使用最小剂量（产妇日最大摄入量为 30 mg）。同时，还应检测婴儿是否嗜睡、睡眠时间是否增加以及体重、呼吸类型和其他发育指标。在哺乳期，使用非麻醉性镇痛药是更好的选择。

2017 年，FDA 专门针对哺乳母亲，就哺乳期使用类鸦片类药物发出了特别警告："由于对母乳喂养的婴儿产生严重的副作用，包括嗜睡、哺乳困难、可致死的呼吸障碍。在服用可待因或曲马多期间，不建议母乳哺乳。"

抗生素

大多数抗生素在哺乳期可使用，如青霉素、阿莫西林克拉维酸、头孢菌素类、大环内酯类以及最小剂量的甲硝唑。氟喹诺酮类不应作为一线药物使用，但因其副作用低，风险可控，如需要，也可使用且不必停止哺乳。哺乳期抗生素的安全性归纳在表7.6中。

表7.6　哺乳期抗生素的选择

抗生素	哺乳期安全性
青霉素类	
青霉素(VK,G)	安全
阿莫西林	安全
阿莫西林克拉维酸	安全
头孢菌素类	安全
碳青霉烯类	
多尼培南	安全
艾他培南	安全
美罗培南	安全
亚胺培南－西拉司丁钠	安全
单环 β-内酰胺类	
氨曲南	安全
糖肽类	
万古霉素	安全
大环内酯类	
红霉素(原形)*	安全
阿奇霉素	安全
克拉霉素	安全
四环素类	
四环素	不安全
米诺环素	不安全
强力霉素	不安全
氨基糖苷类	
阿米卡星	安全
庆大霉素	安全
链霉素	安全
妥布霉素	安全

抗生素	哺乳期安全性
氟喹诺酮类	
环丙沙星	不安全
诺氟沙星	不安全
氧氟沙星	不安全
依诺沙星	不安全
其他抗生素	
克林霉素	安全
甲硝唑	影响母乳味道
抗真菌药物	
制霉菌素	安全
克霉唑	安全
灰黄霉素	无资料
酮康唑	不安全
氟康唑	安全
两性霉素 B	无资料
抗病毒药	
阿昔洛韦	安全
伐昔诺韦	安全
泛昔洛韦	无资料
喷昔洛韦	无资料
葡萄糖酸氯己定	安全

*依托红霉素禁用。

皮质激素

哺乳期使用皮质激素通常是安全的。皮质激素可少量经母乳进入婴儿体内，但重复试验和临床研究均显示没有明显的副作用。不过在哺乳期全身或局部使用倍他米松、地塞米松、氢化可的松、曲安西龙的研究尚不充分。尽量不全身用药以避免其短效反应，并选择研究更充分的药物或使用方法（表7.7）。

表7.7　哺乳期皮质激素的选择

皮质激素	哺乳期安全性
倍他米松	慎用（资料有限）
地塞米松	慎用（资料有限）
氢化可的松	慎用（资料有限）
甲泼尼龙	安全
泼尼松龙	安全
强的松	安全
曲安西龙	慎用（资料有限）

非处方药

在哺乳期，尽管绝大多数非处方药是安全的（表7.8），但应尽量考虑到潜在的低风险及远期风险。包括以下方面：

- 如可能，使用最小的剂量和最短的时间
- 避免强化用药
- 避免使用缓释剂型和一天只服用一次或两次的药物（这些药物药效长，在母亲血液和乳汁内存留的时间往往远超过需一天多次服用的药物）
- 如可能，选用药效单一的药物，而不用具有多重药效的药物

表7.8　哺乳期非处方药的安全性

非处方药	哺乳期安全性
抗组胺药	
苯海拉明	安全
溴苯那敏	安全
扑尔敏	安全
非尼拉敏	安全
西替利嗪	安全
氯雷他定	安全
盐酸非索非那定	安全
祛痰药	
愈创木酚甘油醚	避用,无资料,含酒精
非麻醉性止咳药	
右美沙芬	避用,无资料,含酒精

续表

非处方药	哺乳期安全性
抗酸药	
甲氰咪胍	慎用,有潜在的肝酶抑制性
法莫丁	安全
尼扎替丁	安全
盐酸氮卓斯汀	安全
奥美拉唑	安全
埃索美拉唑	安全
雷贝拉唑	避用,无资料
兰索拉唑	安全
氢氧化铝	安全
碳酸钙	安全
碳酸镁/氢氧化镁	安全
抗肠胃气胀药	
西甲硅油	安全
止泻药	
次水杨酸铋	避用,含水杨酸
洛哌丁胺	安全
通便药	
液体石蜡	安全
蓖麻油	避用,无资料
聚乙二醇 3350	避用,无资料
解充血药	
伪麻黄素	避用,婴儿刺激性,减少母乳
羟甲唑啉	安全(可选的解充血药)

牙源性角化囊性瘤治疗的药物学基础

卡诺氏液:对于需要在哺乳期进行手术治疗的牙源性角化囊性瘤,局部使用卡诺氏液治疗的安全性尚无相关资料。

5-氟尿嘧啶(5-FU):是近期引入的 KOT 外科处置的一项措施。目前没有局部使用 5-FU 是否会被全身吸收的相关资料。尽管避开乳房局部应用 5-FU 对母乳喂养婴儿的副作用被认为可以忽略不计,但尚无局部使用 5-FU 治疗 KOT 是否会进入母乳的文献报道。

▍哺乳期诊断用影像学检查

如果不明确产后使用影像学检查的安全性，可能导致必要的诊断检查没有进行，以及母乳喂养被无故不必要地中断。美国妇产科学会和产科实践委员会认为，超声成像和核磁共振成像对母婴无害，因而是产后影像学检查的选择。"使用要谨慎，并且能预判它的使用可以解决临床相关问题，或在患者的治疗上有帮助时才使用"。

常规 X 射线检查

哺乳期接受诊断性放射检查不会增加额外的辐射损害风险。

计算机断层扫描

产后应用该检查的担忧集中在造影剂方面。口腔检查造影剂不会被被检查者吸收，因而不会产生实际的或理论上的危害。为了获得更好的软组织和脉管显像，推荐使用有助于提高 CT 影像的静脉造影剂。

传统上，接受碘造影剂静脉造影检查后，应停止哺乳 24 小时。而最近的文献则认为，接受碘造影剂后可以继续哺乳。

核磁共振成像

接受核磁共振且使用钆造影剂不影响母乳喂养。文献表明含钆造影剂的水溶性限制了其对乳汁的渗入。2016 年美国妇产科学会专家共识写道："24 小时内进入乳汁的静脉钆造影剂少于 0.04%，而婴儿从胃肠道吸收的不足该量的 1%。"至今也没有游离钆进入乳汁并可能影响新生儿导致相关危害的文献报道。

核医学影像（通气/灌注扫描，甲状腺、骨或肾脏扫描）

常用于孕期检查的含放射性同位素的制剂是锝–99m，在 5 mGy 剂量时，其半衰期为 6 h（为孕期的常规剂量）。放射性核素成分以各种各样的集聚方式和经过不同的时间进入到乳汁，同时渗入率也因人而异。因为增加了对新生儿损害的风险，哺乳患者需要就哺乳和核医学相关问题咨询有关专家，以确认使用放射性同位素制剂的可能建议，并就哺乳期是否接受核医学检查作出决定。风险与获益总是需要同患者充分商讨的。

正电子发射断层扫描

Hicks 等人（2001）研究了哺乳期乳房对 18–氟代脱氧葡萄糖（18F–FDG）的摄取与排泄模式，结论是："几乎没有活化的分泌物进入乳汁，同吸入被辐射活化的乳汁比较，婴儿从与乳房紧密接触中获得的辐射剂量更高"。患者暂停直接哺乳，将乳汁挤出由他人奶瓶喂乳，可最大限度地减少婴儿辐射暴露。另外 Jamar 等人（2013）建议母亲在摄入 18F-FDG 12 h 后再哺乳。

参考文献

American College of Obstetricians and Gynecologists Committee on Obstetric Practice（2016）Committee Opinion No. 656. Guidelines for Diagnostic Imaging During Pregnancy and Lactation. *Obstetrics and Gynecology*, 127, e75.

Boer K, den Hollander IA, Meijers JCM, and Levi M.（2007）Tissue factor-dependent blood cogulation is enhanced following delivery irrespective of the mode of delivery. *Journal of Thrombosis and Haemostasis*, 5, 2415.

Clark TP.（2014）Late-onset postpartum preeclampsia. A case study. *Nurse Practitioner*, 39, 34.

Donaldson M and Goodchild JH.（2012）Pregnancy, breast-feeding and drugs used in dentistry. *Journal of the American Dental Association*, 143, 858.

FDA（2015）FDA Drug Safety Communication. FDA has reviewed possible risks of pain medicine use during pregnancy. Available online at: www.fda.gov/Drugs/DrugSafety/ucm429117.htm（accessed 23 October 2017）.

FDA（2017）Available online at: www.fda.gov/Drugs/DrugSafety/ucm549679.htm（accessed 23 October 2017）.

Hicks RJ, Binns D, and Stabin MG.（2001）Pattern of uptake and excretion of 18F-FDG in the lactating breast. *Journal of Nuclear Medicine*, 42, 1238.

Jamar F, Buscombe J, Chiti A, et al.（2013）EANM/SNMMI guideline for 18F-FDG use in inflammation and infection. *Journal of Nuclear Medicine*, 54, 646.

Sachs HC.（2013）The transfer of drugs and therapeutics into human breast milk, an updated on selected topics. Committee of Drugs. *Pediatrics*, 132, 796.

Seaton S, Reeves M, and McLean S.（2007）Oxycodone as a component of multimodal analgesia for lactating mothers after Caesarean section, Relationships between maternal plasma, breast milk and neonatal plasma levels. *Australia and New Zealand Journal of Obstetrics and Gynaecology*, 47, 181.

延伸阅读

[no authors listed]（1994）AAP issues policy statement on the transfer of drugs and other chemicals into human milk. *American Family Physician*, 49, 1527.

AAFP position paper on breastfeeding. Available online at: www.aafp.org/about/policies/all/breastfeeding-support.html（accessed 23 October 2017）.

Adam A, Dixon AK, Gillard JH, and Schafer-Prokop CM（eds）（2015）*Grainger and Allison's Diagnostic Radi-*

ology – A Textbook of Medical Imaging, 6th edn, Churchill Livingstone/Elsevier New York, pp. 76–135.

Azizi F and Amouzegar A. (2011) Management of hyperthyroidism during pregnancy and lactation. *European Journal of Endocrinology*, 164, 871.

Bar-Oz B, Bulkowstein M, Benyamini L, et al. (2003) Use of antibiotic and analgesic drugs during lactation. *Drug Safety*, 26, 925.

Cengiz SB. (2007) The dental patient. Considerations for dental management and drug use. *Quintessence International*, 38, 133.

Chen MM, Coakley FV, Kaimal A, et al. (2008) Guidelines for computed tomography and magnetic resonance imaging use during pregnancy and lactation. *Obstetrics and Gynecology*, 112, 333.

Cleveland Clinic. *Over-the-Counter Medications and Breastfeeding*. Available online at: my.clevelandclinic.org/ health/ articles/over-the-counter-medications-and-breastfeeding (accessed 23 October 2017).

Cobb B, Liu R, Valentine E, et al. (2015) Breastfeeding after anesthesia. A review for anesthesia providers regarding the transfer of medications into breast milk. *Translational Perioperative and Pain Medicine*, 1, 1.

Dashow JE, McHugh JB, Braun TM, et al. (2015) Significantly decreased recurrence rates in keratocystic odontogenic tumor with simple enucleation and curettage using Carnoy's versus modified Carnoy's solution. *Journal of Oral and Maxillofacial Surgery*, 73, 2132.

Fayans EP, Stuart HR, Carsten D, et al. (2010) Local anesthetic use in the pregnant and postpartum patient. *Dental Clinics of North America*, 54, 697.

Flynn TR and Susarla SM. (2007) Oral and maxillofacial surgery for the pregnant patient. *Oral and Maxillofacial Surgery Clinics of North America*, 19, 207.

Gjelsteen AC, Ching BH, Meyermann MW, et al. (2008) CT, MRI, PET, PET/CT, and ultrasound in the evaluation of obstetric and gynecologic patients. *Surgical Clinics of North America*, 88, 361.

Gjerdingen D. (2003) The effectiveness of various postpartum depression treatments and the impact of antidepressant drugs on nursing infants. *Journal of the American Board of Family Practice*, 16, 372.

Groen RS, Bae JY, and Lim KJ. (2012) Fear of the unknown, ionizing radiation exposure during pregnancy. *American Journal of Obstetrics and Gynecology*, 206, 456.

Horner K, Islam M, Flygare L, et al. (2009) Basic principles for use of dental cone beam computed tomography: consensus guidelines of the European Academy of Dental and Maxillofacial Radiology. *Dentomaxillofacial Radiology*, 38, 187.

Keene JJ, Galasko GT, and Land MF. (2003) Antidepressant use in psychiatry and medicine, importance for dental practice. *Journal of the American Dental Association*, 134, 71.

Langer-Gould A, Smith JB, Hellwig K, et al. (2017) Breastfeeding, ovulatory years, and risk of multiple sclerosis. *Neurology*, 89, 563.

Ledderhof NJ, Caminiti MF, Bradley G, et al. (2017) Topical 5-fluorouracil is a novel targeted therapy for the keratocystic odontogenic tumor. *Journal of Oral and Maxillofacial Surgery*, 75, 514.

Peccatori FA, Giovannetti E, Pistilli B, et al. (2012) "The only thing I know is that I know nothing": 5-fluorouracil in human milk. *Annals of Oncology*, 23, 543.

Pokela ML, Anttila E, Seppala T, et al.（2005）Marked variation in oxycodone pharmacokinetics in infants. *Paediatric Anaesthesia*, 15, 560.

Salone LR, Vann Jr WF, and Dee DL.（2013）Breastfeeding. An overview of oral and general health benefits. *Journal of the American Dental Association*, 144, 143.

Scarfe WC, Levin MD, Gane D, et al.（2009）Use of cone beam computed tomography in endodontics. *International Journal of Dentistry*, Article ID 634567. DOI: 10.1155/2009/634567.

So M, Bozzo P, Inoue M, et al.（2010）Safety of antihistamines during pregnancy and lactation. *Canadian Family Physician*, 56, 427.

Spencer JP, Gonzalez III LS, and Barnhart DJ.（2001）Medications in the breast-feeding mother. *American Family Physician*, 64, 119.

Suresh L and Radfar L.（2004）Pregnancy and lactation. *Oral Surgery, Oral Medicine, Oral Pathology, Oral Radiology and Endodontics*, 97, 672.

Tremblay E, Therasse E, Thomassin-Naggara I, et al.（2012）Quality initiatives, guidelines for use of medical imaging during pregnancy and lactation. *Radiographics*, 32, 897.

Turner M and Aziz SR.（2002）Management of the pregnant oral and maxillofacial surgery patient. *Journal of Oral and Maxillofacial Surgery*, 60, 1479.

Wang P, Chong S, Kielar A, et al.（2012）Imaging of pregnant and lactating patients, Part 1, evidence-based review and recommendations. *American Journal of Roentgenology*, 198, 778.

White SC, Heslop EW, Hollender LG, et al.（2001）Parameters of radiologic care. An official report of the American Academy of Oral and Maxillofacial Radiology. *Oral Surgery, Oral Medicine, Oral Pathology, Oral Radiology and Endodontics*, 91, 498.

Yagiela JA.（1999）Adverse drug interactions in dental practice: interactions associated with vasoconstrictors, part V of a series. *Journal of the American Dental Association*, 130, 701.

（段然　周露萍　译）

8 孕期基础生命支持(BLS)和高级生命支持(ACLS)

Kyriaki C. Marti

孕妇心脏骤停

▌发生率

孕妇心脏骤停的发生率呈上升趋势，之前引用的数据为 1/30000，而来自美国全国住院患者样本的最新数据表明住院期间孕妇心脏骤停的发病率为 1/12000。从世界范围来看，每天大约有 800 例孕妇死亡。美国疾控中心报告的孕产妇死亡率趋势图显示，1987 年每 10 万活产儿中有 7.2 例孕妇死亡，2009 年每 10 万活产儿中有 17.8 例孕妇死亡，呈稳步上升趋势。

孕妇心脏骤停的诱因分为非产科因素和产科因素。

基础生命支持（BLS）

为给发生心脏骤停的孕妇提供有效的心肺复苏，需考虑孕妇的解剖和生理变化以及孕周大小的情况。美国心脏协会在 2015 年发布的《关于孕期心脏骤停的科学声明》中对基础生命支持方案进行了一些修改（表 8.1）。

表8.1　孕期心跳骤停的诱因

非产科因素	肺栓塞
●过敏反应	●脓毒症
●麻醉并发症	●中风
●主动脉夹层	●外伤
●出血(脾动脉破裂、肝破裂、弥散性血管内凝血)	产科因素
●心源性(心律失常、心肌梗死)	●羊水栓塞
●药物(硫酸镁、局部麻醉剂、非法药物)	●出血(子宫收缩乏力、胎盘早剥、前置胎盘)
●低血糖	●子痫

续表

- 妊娠期高血压
- HELLP 综合征(溶血、肝酶升高、血小板计数低)
- 特发性围产期心肌病
- 子痫前期

早期预警信号
- 血压、心率、呼吸频率、血氧饱和度的变化
- 少尿
- 孕妇认知功能障碍的征兆
- 终末器官功能障碍

胸外按压

旧标准

- 胸外按压时患者呈 15°~30°倾斜。
- 按压部位为胸骨略微靠上。

新标准

- 胸外按压时孕妇处于仰卧位。
- 手位于胸骨下 1/3(与现行的规范一致,图 8.1)。

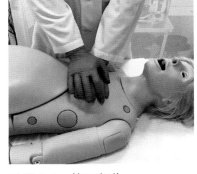

■ 图 8.1　按压部位

- 倾斜体位被子宫侧移手法(Lateral Uterine Displacement,LUD)替代(图 8.2)。LUD 使子宫向左侧移位以减轻动脉-下腔静脉受到的压迫(可能在孕 20 周或更早的时候发生)。在仅有一名救护人员的情况下,LUD 不可行,应尽可能地按照旧的标准将孕妇置于倾斜位。在有两名救护人员的情况下,一名救护人员运用 LUD,另一名进行胸外按压/通气循环。救护人员每 2 分钟就需要交换。
- 频率、按压的深度、按压/通气的比例照旧。

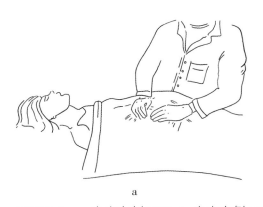

a

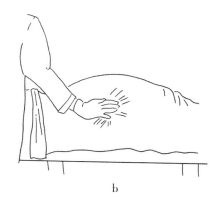

b

■ 图 8.2　a. 患者左侧 LUD；b. 患者右侧 LUD

- 如果有自动体外除颤仪（Automated External Defibrillator，AED），应立即使用。没有证据表明使用非同步双相波除颤会对胎儿心脏造成影响。孕妇复苏成功后，应将其置于侧卧位，以避免动脉—下腔静脉受压。

高级生命支持（ACLS）

当出现早期预警信号，孕妇病情不稳定时，为防止心脏骤停的发生，应采取以下措施：

- 应将孕妇置于完全左侧卧位，以减轻动脉—下腔静脉受压
- 建议使用面罩给予 100% 浓度氧气以治疗或预防低氧血症
- 静脉通路应建立在横膈肌上方，以确保静脉给药不受子宫压迫影响
- 寻找诱发因素并处理

孕妇院内心脏骤停复苏需要三个团队的协作：

- 常规抢救团队
- 产科团队
- 新生儿复苏团队

孕妇 ACLS 与成人心肺复苏无太大差异，但基于怀孕后解剖和生理的变化，需要特别关注一些问题。上呼吸道黏膜的明显改变（脆性增加、水肿）和胃运动功能下降，导致胃内容物误吸的潜在风险升高，使得孕妇的气道管理更加困难。孕妇对氧的需求较高，因此通气和氧合也更加困难。

孕妇除颤和药物使用剂量与成人心肺复苏要求一致。

从药理学方面考虑，使用脂质乳剂可能是抢救孕妇心脏骤停的一种特有方法。这种方法适用于院内局部麻醉剂中毒导致的孕妇心脏骤停。在这种情况下，实施"脂质抢救"的风险是最小的。如果局部麻醉剂产生的毒性已经导致难治性孕妇心脏骤停，应考虑体外肺膜氧合（ECMO）或体外循环。

在孕妇心脏骤停处理中，所推荐使用的标准 ACLS 规范做出了以下内容的修改：

- 通过压迫环状软骨能够降低孕妇误吸风险的观点，因为缺乏理论依据而被视作不可用。
- 为了减少高质量的心肺复苏被中断的次数，美国心脏协会（AHA）不再支持休克后进行心率评估。
- 孕妇 ACLS 期间，考虑到血管加压素对子宫的潜在影响，血管加压素不再被推荐作为肾上腺素的替代品。

▎围死亡期剖宫产

ACLS 指南建议，"如果孕妇的主动脉搏动在 4～5 分钟内没有恢复，则应进行围死亡期剖宫产。这一决定需要考虑胎儿的生存能力"。

尽管有时估计孕周比较困难，但一些广泛认可的"经验总结"可以作为参考。如果宫底位于耻骨联合上方，则孕周为 12 周；如果宫底平脐，则为 20 周；如果宫底达到剑突水平，则为 24～36 周。如果孕周超过 20 周，围死亡期剖宫产同样被证明是对孕产妇有利的。甚至在某些延迟分娩的情况下（实施心肺复苏超过 5 分钟），以及胎儿可存活的患者，为了最大限度提高孕妇存活率，妊娠也需尽快终止。

> 注意：ACLS 课程不是针对常规孕妇人群。合理的应急预案以及场景模拟训练，可以提高孕妇心脏骤停的抢救成功率，提升团队抢救能力。

延伸阅读

Aloizos S, Seretis C, Liakos N, et al.（2013）HELLP syndrome: understanding and management of a pregnancy -specific disease. *Journal of Obstetrics and Gynecology*, 33, 331.

Balki M, Liu S, León JA, et al.（2017）Epidemiology of cardiac arrest during hospitalization for delivery in Canada: a nationwide study. *Anesthesia and Analgesia*, 124, 890.

Briller J.（2016）Cardiac arrest in pregnancy: 10 things to know. Available online at: http://2016.cppcongress. com/wp-content/ uploads/2016/03/Cardiac-Arrest-Top10Things-to-Know.pdf（accessed 15 October 2017）.

Cambel T and Sanson T.（2009）Cardiac arrest and pregnancy. *Journal of Emergencies, Trauma and Shock*, 2, 34.

Cobb B and Lipman S.（2017）Cardiac arrest: obstetric CPR/ACLS. *Clinical Obstetrics and Gynecology*, 60, 425.

European Resuscitation Council（2000）Part 8: Advanced Challenges in Resuscitation. Section 3: Special Challenges in ECC. 3 F: Cardiac Arrest Associated with Pregnancy. European Resuscitation Council. *Resuscitation*, 46, 293.

Jeejeebhoy FM, Zelop CM, Lipman S, et al.（2015）Cardiac arrest in pregnancy: a scientific statement from the American Heart Association. *Circulation*, 132, 1747.

Killion M.（2015）Cardiac arrest in pregnancy. MCN: *American Journal of Maternal/Child Nursing*, 40, 262.

Lipman S, Cohen S, and Einav S.（2014）The Society for Obstetric Anesthesia and Perinatology consensus statement on the management of cardiac arrest in pregnancy. *Anesthesia and Analgesia*, 118, 1003.

Mallampalli A and Guy E.（2005）Cardiac arrest in pregnancy and somatic support after brain death. *Critical*

Care Medicine, 33, S325.

Mauer DK, Gervais HW, Dick WF, et al. (1993) Cardiopulmonary resuscitation (CPR) during pregnancy: Working Group on CPR of the European Academy of Anaesthesiology. *European Journal of Anaesthesiology*, 10, 437.

Morris S and Stacey M. (2003) Resuscitation in pregnancy. *British Medical Journal*, 327, 1277.

Peters CW, Layon AJ, and Edwards RK. (2005) Cardiac arrest during pregnancy. *Journal of Clinical Anesthesia*, 17, 229.

Rees GAD and Willis BA. (1998) Resuscitation in late pregnancy. *Anesthesia*, 43, 347.

Sogut O, Kamaz A, and Erdogan MO. (2010) Successful cardiopulmonary resuscitation in pregnancy: a case report. *Journal of Clinical Medicine Research*, 2, 50.

Vanden Hoek TL, Morrison LJ, Shuster, M, et al. (2010) Part 12: Cardiac Arrest in Special Situations: 2010 American Heart Association Guidelines for Cardiopulmonary Resuscitation and Emergency Cardiovascular Care. *Circulation*, 122, S829.

Whitty JE. (2002) Maternal cardiac arrest in pregnancy. *Clinical Obstetrics and Gynecology*, 45, 377.

（刘娟　廖元元　译）

9 妇产科急症

Christos A. Skouteris

妇产科急症主要是危及女性生命、性功能和生育能力的女性生殖系统相关疾病。常见的妇产科急症表现为急腹症、阴道异常出血或两者皆有，常与孕早期并发症、盆腔炎症（pelvic inflammatory disease，PID）和避孕问题相关。

本章的基本目标为：概述相关妇产科急症，并讨论当孕期女性在口腔科从业者护理下发生这些妇产科急症时应采取的处理。当发生妇产科急症时，时间至关重要，因此处理步骤常有重叠，有些情况需要立即复苏。

本章将讨论以下可能十分紧急的妇产科急症疾病：

- 妊娠期高血压疾病
- 妊娠期腹痛
- 妊娠期阴道出血
- 临产及就地分娩

妊娠期高血压疾病

妊娠期高血压疾病有以下四类：

- 子痫前期及子痫
- 慢性高血压（孕前已有，无论病因）
- 慢性高血压并发子痫前期
- 妊娠期高血压（妊娠 20 周以后血压升高，且没有蛋白尿、血小板减少、LFT 升高、肾功能不全、肺水肿或新发中枢神经系统/视觉障碍等情况）

本章仅讨论子痫前期及子痫（表 9.1）。

表9.1 **重度子痫前期和子痫并发症**

母体并发症	胎儿并发症
肺水肿	羊水过少
少尿和急性肾功能衰竭	宫内生长受限
肝包膜下出血伴右上腹疼痛	脐动脉舒张末期血流信号消失或反向
肝破裂	早产
胎盘早剥	胎儿死亡
视物模糊	
畏光	
视力丧失	
反射亢进	
HELLP 综合征（溶血、肝酶升高和血小板减少）	
脑卒中	

子痫前期

子痫前期被定义为妊娠期高血压伴有血小板减少（血小板计数低于 100000/mL）、肝功能受损（血液转氨酶水平升高至正常值的两倍）、新发肾功能不全（血清肌酐升高大于 1.1 mg/dL）、肺水肿或新发中枢神经/视觉障碍。根据美国妇产科协会指南，子痫前期的诊断不再依赖于蛋白尿。

症状及体征

轻度子痫前期

● 高血压（既往血压正常的女性在妊娠 20 周后，间隔 4 h 的两次收缩压大于等于 140 mmHg 或舒张压大于等于 90 mmHg）

● 外周水肿（水潴留）

重度子痫前期

● 高血压（收缩压大于等于 160 mmHg，或舒张压大于等于 100 mmHg，休息时测量两次，间隔至少 4 h）

● 头痛

- 视觉变化

- 呼吸短促

- 胸痛

- 上腹部或右上腹疼痛

- 持续恶心、呕吐

病因

尚不明确。最近的研究表明，胎盘异常灌注和合体滋养层（syncytiotrophoblast，STB）应激可能在早期和晚期子痫前期的发展中具有意义。

母体高危因素

- 年龄过小或高龄

- 首次妊娠

- 新的配偶

- 多产

- 辅助生殖

- 肥胖

- 子痫前期的个人或家族史

- 吸烟

- 糖尿病

- 既往高血压病史

- 肾脏疾病

处理

既往血压正常的孕妇，有血压升高至轻度子痫前期和（或）外周水肿的证据：

- 考虑为既往存在的高血压（考虑既往病史）

- 考虑为牙科焦虑症

- 是否存在子痫前期相关危险因素

- 延迟处理并联系/转诊妇产科医师

血压升高至重度子痫前期水平，伴有前面提到的一种或多种体征或症状：

- 可能危及生命，立即启动 EMS 进行转运

- 监测生命体征

● 尽快通知患者的妇产科医生

▎子痫

当子痫前期伴有抽搐时，诊断为子痫。抽搐大多数情况下发生在重度子痫前期，但有时也可发生于轻度子痫前期。

症状和体征

表现为重度子痫前期和抽搐的症状和体征。

病因及危险因素

同子痫前期。

处理

血压升高伴以上一种或多种重度子痫前期的症状和体征，以及抽搐。

● 可能危及生命，立即启动 EMS 进行转运
● 监测生命体征
● 抽搐时保护患者
● 尽快通知患者的妇产科医生

孕期腹痛

腹痛是孕期最常见的主诉。腹痛通常可能与孕期的解剖位置变化及生理生化改变有关，但必须排除"病理"产科及非产科因素。非产科原因与普通人群引发腹痛的原因相同（如阑尾炎、消化性溃疡等）。也有与妊娠相关的非产科原因引起的腹痛（如急性脂肪肝、急性胆囊炎）。孕期腹痛的非产科原因的讨论超出了本章的范围，本章将集中于产科原因相关的腹痛（表 9.2）。

表9.2 孕期腹痛（妇产科原因）

孕早期	孕晚期
自发性流产	早产
异位妊娠	胎盘早剥
卵巢过度刺激综合征	子宫破裂
卵巢囊肿、卵巢扭转	绒毛膜羊膜炎

续表

孕早期	孕晚期
肌瘤扭转、变性	急性羊水过多
	子痫前期、HELLP 综合征

孕早期腹痛

自然流产

症状和体征

这是怀孕前半期最常见的出血原因，80% 以上发生在孕 12 周前。自然流产的症状和体征是腹部、背部或者盆腔疼痛，通常伴有轻微出血（点状出血）、阴道出血和妊娠物（血块和组织）脱出。

处理

- 立即启动 EMS 进行转运
- 监测生命体征
- 阴道外铺垫无菌纱布
- 更换并保存被血浸染的无菌纱布
- 保存所有组织。转运过程中，患者应随身携带被血浸染的无菌纱布和纸巾。
- 尽快通知患者的妇产科医生

异位妊娠

症状和体征

异位妊娠被定义为宫腔外的妊娠（最常见于输卵管，图 9.1）。异位妊娠可能出现较

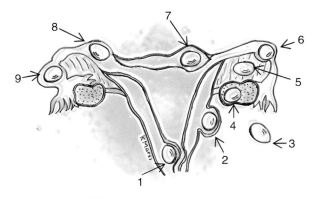

1.宫颈，2.肌层内，3.腹部，4.卵巢，5.阔韧带，6.输卵管壶腹部，7.输卵管间质部，8.输卵管峡部，9.输卵管漏斗伞端

■图 9.1 受精卵异位植入部位

轻微的症状，如轻度腹痛，通常是单侧，伴有阴道点滴出血，也可能出现宫外孕破裂急症（剧烈、刺痛性腹痛和不同程度的血压不稳定，从脉率或血压变化到孕产妇晕厥）。

在孕产妇发病率和孕产妇死亡率中，异位妊娠占有相当大比例。据世界卫生组织报告，异位妊娠占全球孕产妇死亡总数的 0.1%～4.9%。宫外孕破裂是真正的急症。临床经验为：除非另有证据，孕早期突然的急性腹痛应被视为异位妊娠破裂。

处理

- 立即启动 EMS 进行转运
- 监测生命体征
- 如果孕产妇昏厥，应用 BLS（见第 8 章）
- 尽快通知患者的妇产科医生

卵巢过度刺激综合征

症状和体征

症状包括急性腹痛、快速腹胀（继发于腹水）、头痛、呕吐，有时还伴有少尿。严重时可能危及生命，对于这些病例，需要入院治疗。

处理

- 立即启动 EMS 进行转运
- 监测生命体征
- 如果需要，应用 BLS（见第 8 章）
- 尽快通知患者的妇产科医生

卵巢囊肿、卵巢扭转

症状和体征

间歇性的单侧腹痛、恶心、呕吐、全身不适。

处理

- 立即启动 EMS 进行转运
- 尽快通知患者的妇产科医生

肌瘤扭转、变性

症状和体征

严重的局部腹痛、恶心和呕吐。

处理

- 立即启动 EMS 进行转运
- 尽快通知患者的妇产科医生

孕晚期腹痛

早产临产

症状和体征

早产通常表现为间歇性腹痛和宫缩，无论是否伴有胎膜早破。

处理

- 立即启动 EMS 进行转运
- 做好就地接生准备（见后临产和就地分娩）
- 尽快通知患者的妇产科医生

胎盘早剥

胎盘早剥是指位于正常部位的胎盘过早从子宫剥离（图 9.2）。

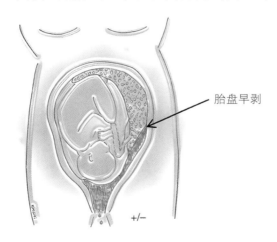

胎盘早剥

+/-

■图 9.2　胎盘早剥可有或没有阴道流血

症状和体征

典型症状是急性且严重的腹痛、高子宫张力、库弗莱尔子宫（继发于血液进入子宫肌层），伴或不伴阴道出血。严重情况下，患者可能出现低血容量性休克的症状。

处理

- 立即启动 EMS 进行转运
- 监测生命体征

- 必要时应用 BLS（见第 8 章）
- 尽快通知患者的妇产科医生

绒毛膜羊膜炎

绒毛膜羊膜炎通常与胎膜破裂后时间长有关，但也可发生在胎膜完整时。

症状和体征

腹痛且伴有感染迹象或全身症状，如母体心动过速、发热和阴道分泌物异常。仅在口腔护理期间就发展为急症是极其少见的。

处理

- 立即启动 EMS 进行转运
- 监测生命体征
- 尽快通知患者的妇产科医生

急性羊水过多

羊水突然增多会导致子宫扩张，患者出现腹部张力高导致呼吸困难。

处理

- 立即启动 EMS 进行转运
- 监测生命体征
- 尽快通知患者的妇产科医生

HELLP 综合征（溶血、肝酶升高和血小板减少）

症状和体征

患者可能出现严重的上腹部和右上腹疼痛，继发于肝包膜水肿；还可见子痫前期的其他典型症状，包括头痛、视力障碍、恶心呕吐、易怒和意识改变。

处理

- 立即启动 EMS 进行转运
- 监测生命体征
- 必要时应用 BLS（见第 8 章）
- 尽快通知患者的妇产科医生

孕期阴道流血

孕早期阴道流血

20%～30% 的女性在孕早中期会出现阴道出血。表 9.3 里列出了孕早期和晚期阴道出血的主要原因。

表9.3　孕期阴道流血

孕早期	孕晚期
植入出血	前置胎盘
自然流产	胎盘早剥
空孕囊	前置血管
异位妊娠	子宫破裂
妊娠滋养细胞疾病	

- 植入出血：在受精卵植入过程中，许多女性可能会因为滋养层组织嵌入子宫肌层而发生植入出血。这种出血较轻微，比预期的更早发生，持续时间比正常月经期短。
- 自然流产
- 空孕囊：以前称"残卵"，是一种无法存活的宫内妊娠。妊娠早期出血的表现与其他因素导致的出血难以区分。
- 异位妊娠
- 妊娠滋养细胞疾病（gestational trophoblastic disease，GTD）：是一组由胎盘滋养细胞引起的良性和恶性肿瘤。这些肿瘤分泌高水平的 β-hCG，因此导致类似于早孕的症状。最常见的临床表现是阴道出血。

孕晚期阴道流血

- 前置胎盘：在前置胎盘中，胎盘植入于子宫下段，靠近或覆盖宫颈内口（图 9.3）。前置胎盘约占流产原因的 5%。前置胎盘在孕早期通常引起轻微出血（点滴状）。妊娠 28 周后，前置胎盘偶尔会导致严重出血。阴道出血通常突然发生，呈鲜红色。前置胎盘所致阴道出血很少伴有腹痛，通常会自行停止。大约 25%

的此类患者将在未来几天内分娩。前置胎盘也可能在分娩前不会导致出血。

- 胎盘早剥
- 前置血管：正常情况下，胎儿血管位于脐带内，而脐带插入点位于胎盘。罕见的情况下，胎儿血管在没有脐带保护的情况下走行于胎膜上，且位置越过子宫内口。因为这些血管位于子宫内口，所以当胎膜破裂或分娩时，这些血管可能会发生破裂。
- 子宫破裂：子宫破裂是由子宫壁完全破裂引起的，通常与分娩有关。极少

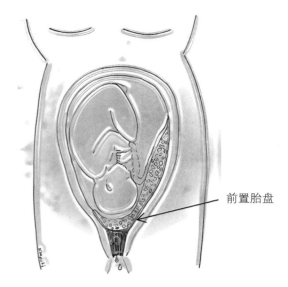

前置胎盘

■图 9.3　胎盘早剥可有或没有阴道流血

数会在孕晚期自发性发生。与分娩无关的子宫破裂可能会引起误诊。腹痛和阴道流血通常很少，甚至可能没有。在极端情况下，腹痛和出血可能很严重，并可能导致低血容量性休克。胎儿可能会脱出至腹腔，从而在腹部检查时扪及胎儿。

▌阴道流血处理

当患者在牙科诊所时，任何孕期阴道流血都应视为紧急情况，并应立即采取适当措施。

- 立即启动 EMS 进行转运
- 监测生命体征
- 必要时应用 BLS
- 尽快通知患者的妇产科医生

临产和就地分娩

目前尚无孕妇在接受口腔护理时分娩的报道。然而，有许多报道称，2014 年，婴儿出生在很多不寻常的地方，比如飞机、出租车、游轮，甚至在纽约市的人行道上。多数情况下，新生儿的分娩都是由没有接受任何培训或有处理此类事件经验的人协助的。因此，患者在接受口腔护理时分娩的可能性不应被排除。

讨论临产和就地分娩的目的是提供一些实用信息，这些信息将对口腔科医生有所帮

助。强烈建议医生进行现场模拟，以熟悉程序和临床情况、紧急情况或其他情况的管理。学会和其他机构的模拟中心提供的教学视频和现场模拟提供了关于正常自然阴道分娩的必要信息和模拟实训。

考虑到读者可能已经对该主题有了个人或专业经验，本章将提供模拟正常自发分娩的图像演示。关于胎儿难产的讨论，包括臀位（单臀、混合臀、单足或双足）、枕后位、面先露或额先露、横位和肩难产，都超出了本书的范围。胎儿难产可能发生在胎儿太大而无法通过产道（头盆不称）或胎位异常（如臀位）时。正常胎儿应为头先露，枕前位。在《默克手册》（*Merck Manual*）的产科和妇科在线专业版中，可以找到关于该主题的高质量视频演示。

▌分娩阶段

分娩在临床上分为三个产程。

第一产程

第一产程，即从临产到宫口开全（宫口开大 10 cm 左右），分为两个阶段：潜伏期和活跃期。在第一产程屏气向下用力是无效的，并且会带来损伤，可能会造成宫颈裂伤。

潜伏期
- 时间最长的一个阶段
- 不规律宫缩逐渐变得规律协调
- 宫颈变薄（宫颈消失）
- 宫口开大 4 cm 到 6 cm
- 血性分泌物在此阶段或者这之前出现
- 羊膜在此阶段或者这之前破裂
- 初产妇的潜伏期平均时间等于或大于 18 h

活跃期
- 宫口开大至 10 cm
- 胎儿先露部下降至中骨盆平面
- 人工破膜（如果羊膜囊未自然破裂）

第二产程

第二产程是指从宫口开全到胎儿娩出的阶段。

- 胎儿进入产道

- 弗格森反射：促使胎儿对会阴施加压力。
- 着冠（胎儿先露部出现在阴道口）：

  头位——头部在前

  臀位——臀部或者双足在前

第三产程

第三产程是指胎儿娩出后到胎盘娩出的阶段。第三产程通常只需要几分钟时间，但也有延长到 30 分钟的情况。

假临产：布雷希氏收缩

布雷希氏收缩（无痛性子宫收缩）常发生于妊娠晚期，也有在妊娠中期就出现的情况，这是由子宫偶尔的收缩和放松所引起的。表 9.4 列出了布雷希氏收缩和临产后宫缩的不同之处。

表9.4　布雷希氏收缩与临产宫缩

布雷希氏收缩	临产宫缩
并不常见，每次宫缩间隔 5～10 分钟，每天发生几次	收缩更有规律，通常间隔 2 到 3 分钟
没有持续性，持续时间不会超过几秒钟	每次宫缩持续 30～90 秒
收缩强度取决于活动程度和体位	无论活动程度和体位如何，收缩强度都保持不变
收缩通常在一开始很弱或很强，随着时间的推移而变弱	剧烈的疼痛
主要感觉在下腹部（有时在上腹部）	可能最开始感觉是在腹部，逐渐向腰背部延伸，反之亦然

▌就地分娩

在事情未发生之前，一切总看似不可能。——Nelson Mandela

一个自然发作的正常分娩可能会在送到医院之前发生。在特定的环境下，它会升级成为一件"紧急状况"，需要及时处理（图 9.4～图 9.16）。因此，就地分娩也许就不可避免。需要就地分娩的情况包括以下：

- 不能进行转运
- 恶劣的天气状况
- 与医院距离太远

- 医务人员不能到达
- 即将分娩（宫缩间隔小于 2 分钟）

辨别患者是否临产

- 着冠
- 宫缩间隔小于 2 分钟，宫缩强烈，持续时间为 30～90 秒
- 患者有向下用力的冲动
- 患者腹部变硬
- 启动 EMS
- 如果在 10 分钟内不能分娩，那么立即转运患者

做好分娩准备

- 保持镇定并做好分娩准备
- 向患者解释胎儿将会在诊所内分娩
- 让患者尽量保持镇定并消除她的担忧，注意保护她的隐私
- 不让患者使用卫生间
- 确保产妇的舒适度
- 让患者仰卧坐在牙科椅上，两腿分开，膝盖弯曲，双脚放在两张凳子或椅子上休息，把牙科椅的脚踏板放下来
- 使用隔离物品（隔离衣、口罩、手套）
- 在臀部下以及阴道口周围铺设无菌巾
- 不要接触阴道区域，除非助产士或者助手在场

分娩注意要点

- 如果羊膜囊没有破裂，可以使用手指弄破羊膜，将羊水排出。注意记录羊水的颜色和黏稠度。
- 胎头娩出时，充分保护会阴仍可以避免可能发生的撕裂伤。
- 如果绕颈的脐带不能轻易绕出，应使用止血钳夹住脐带并断脐。
- 绝对禁止为了尽快分娩而暴力牵拉胎儿。

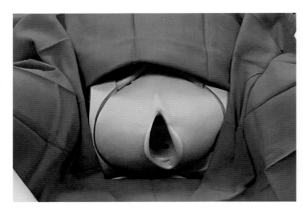

■图 9.4　指导患者用力,同时观察会阴膨隆。手指进入阴道内,通过感受胎儿的骨缝和囟门来确认胎头为先露部。

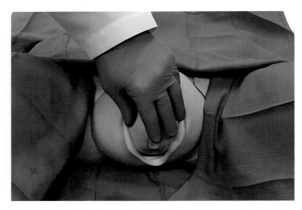

■图 9.5　鼓励产妇在宫缩间歇深呼吸,在宫缩时用力。胎头着冠时,轻柔地按压胎头以便胎头通过耻骨联合。

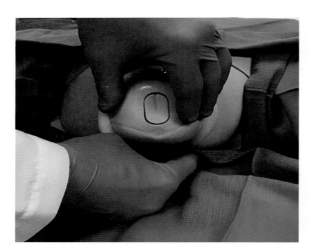

■图 9.6　一只手放在会阴处并向上用力托起,同时另一只手向下按压胎头以控制胎头娩出速度。

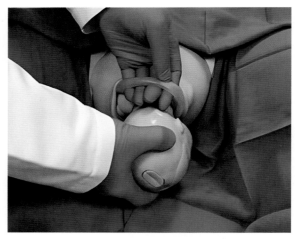

■图 9.7　确认脐带是否绕颈。如果有绕颈,将脐带从胎头绕出来。

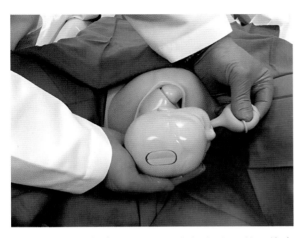

■图 9.8　通常情况下,当胎头完全从阴道口娩出后,可以对胎儿鼻腔和口腔进行清理。但不要因此耽搁胎儿娩出。

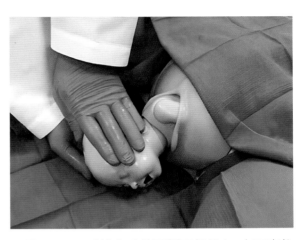

■图 9.9　双手放在胎儿两侧下颌骨上,向下牵拉以娩出前肩。

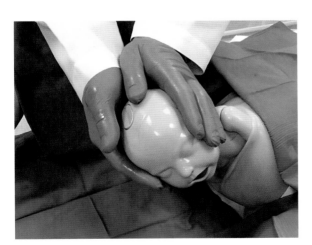

■图 9.10　再向上牵拉娩出后肩。

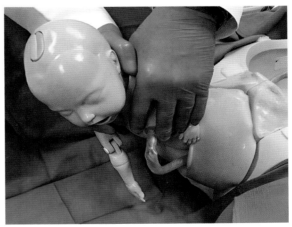

■图 9.11　当胎儿继续从阴道口娩出时,抱住胎头和躯干。

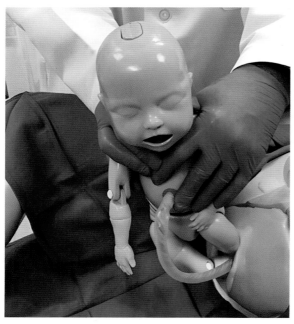

■图 9.12　抱住胎头和躯干，继续娩出下肢。

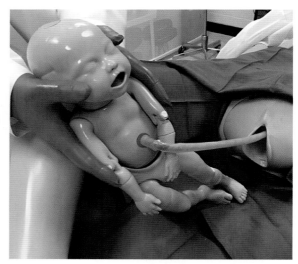

■图 9.13　通常情况下，后肩娩出后，躯干会接着自然娩出。如果有必要，可以通过轻拍足底来刺激新生儿呼吸。

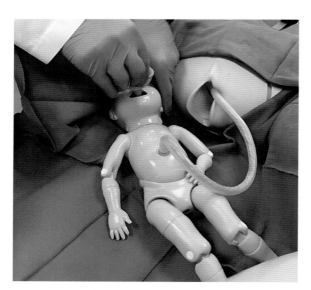

■图 9.14　等待脐带搏动消失后进行断脐以及清理口腔和鼻腔，并将新生儿置于阴道口同一水平位置。

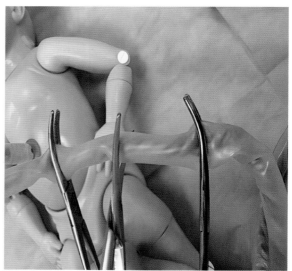

■图 9.15　脐带搏动消失后，在距离脐根部 4～5 cm 处使用一把止血钳夹住脐带。第二把止血钳夹于第一把止血钳夹远端，在此之前将脐带内的血液向胎盘方向挤压。夹上第二把止血钳后，脐带被止血钳分成三部分。

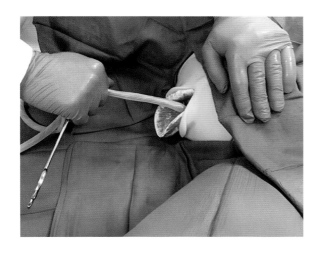

■图 9.16 最后是胎盘的娩出。用止血钳在尽可能靠近阴道处夹住脐带。一只手放在耻骨联合上方，在腹壁上向脊柱方向施加压力。持续地轻柔向下牵拉脐带。当越来越多的脐带被牵拉出，将止血钳移到靠近阴道处夹住脐带，继续牵拉脐带直到胎盘出现在阴道口。双手抱住胎盘，朝一个方向旋转，娩出胎盘。

- 在分娩期间处理新生儿时应小心谨慎，因为新生儿很滑。谨慎的做法是胎儿娩出后尽快将牙科椅脚踏升高。
- 通过摩擦头部和腹部来刺激新生儿。
- 如果新生儿有呼吸和活力，并且看起来健康，就将新生儿交给助手。确保新生儿的全身清洁、呼吸道清理和保暖。
- 如果出生时伴随浓稠的胎粪（胎儿粪便–羊水浓稠，呈豌豆绿色），不要刺激新生儿哭泣，以避免吸入胎粪。
- 不要为了等待胎盘娩出而延误产妇及新生儿送往医院的时机。胎盘娩出可能需要长达 30 分钟。如果胎盘已经娩出，也需要将其与产妇和新生儿一起送往医院。
- 分娩后，子宫肌层的收缩是控制子宫出血的主要方法。通过轻柔地按压产妇耻骨弓上方的腹壁来按摩宫底，从而促进子宫收缩和减少出血。
- 如果时间和情况允许，进行 Apgar 评分，这是对新生儿身体状况的一种判断（表 9.5）。

表9.5 新生儿Apgar评分

观察指标	0分	1分	2分
皮肤颜色	全身青紫或苍白	四肢青紫,躯干红润	全身红润
心率(PR)	无	<100 次/分	>100 次/分
喉反射	对刺激无反应	对刺激有一些反应	大哭
肌张力	无	四肢略有屈伸	动作活跃
呼吸	无呼吸	呼吸浅表,不规律	哭声响亮

本章主要介绍目前自然临产就地分娩的基本知识。建议读者查阅文献和其他相关主题内容，或者在模拟中心进行操作实践。本章节展示的模拟阴道自然分娩在美国密歇根州安娜堡密歇根大学临床模拟中心进行。

延伸阅读

Abam DS.（2015）Overview of gynaecological emergencies, in *Contemporary Gynecologic Practice*, InTech, Croatia.

Almeida Jr OD.（2011）Fimbrial ectopic pregnancy following tubal anastomosis. *Journal of the Society of Laparoendoscopic Surgeons*, 15, 539.

American College of Obstetricians and Gynecologists, Task Force on Hypertension in Pregnancy（2013）*Hypertension in Pregnancy*. Available online at www.acog. org/Resources-And-Publications/Task-Force-and-Work-Group-Reports/ Hypertension-in-Pregnancy（accessed 24 October 2017）.

American College of Obstetricians and Gynecologists（2014）Committee Opinion No. 590. Preparing for Clinical Emergencies in Obstetrics and Gynecology. *Obstetrics and Gynecology*, 123, 722.

American College of Obstetricians and Gynecologists（2015）Committee Opinion No. 644. The Apgar Score. *Obstetrics and Gynecology*, 126, e52.

Arsove P and Krause RS.（2010）Vaginal bleeding in pregnancy: Part Ⅰ. *Emergency Medicine Reports*, 31, 257.

Arsove P and Krause RS.（2010）Vaginal bleeding in pregnancy: Part Ⅱ. *Emergency Medicine Reports*, 31, 269.

Avery DM.（2009）Obstetric emergencies. *American Journal of Clinical Medicine*, 6, 1.

Benzoni TE.（2015）*Labor and Delivery in the Emergency Department*. Available online at: https://emedicine. medscape.com/ article/796379-overview（accessed 24 October 2017）.

Bouyer J, Coste J, Fernandez H, et al.（2002）Sites of ectopic pregnancy: a 10 year population-based study of 1800 cases. *Human Reproduction*, 17, 3224.

Carson-DeWitt R.（2011）Placenta previa, in *The Gale Encyclopedia of Medicine*, vol. 5, 4th edn（ed. LJ Fundukian）, Gale, Detroit, 3423–3425.

Ishimine P.（2015）Vaginal bleeding in pregnancy, in *Rosen & Barkin's 5-Minute Emergency Medicine Consult*, 5th edn, Wolters Kluwer, New York, pp. 1196–1198.

Johnston RC, Stephenson ML, Paraghamian S, et al.（2016）Assessing progression from mild to severe preeclampsia in expectantly managed preterm parturients. *Pregnancy Hypertension*, 6, 340.

Pinas-Carrillo A and Chandraharan E.（2017）Abdominal pain in pregnancy: a rational approach to management. *Obstetrics, Gynaecology, and Reproductive Medicine*, 27, 4.

Rambaldi MP and Paidas MJ.（2000）Hypertensive disorders, in *Obstetric Medicine: Management of Medical Disorders in Pregnancy*（eds W Cohen and P August P）, People's Medical Publishing House, Beijing, 155–182.

Redman CW, Sargent IL, and Staff AC.（2014）IFPA Senior Award Lecture: Making sense of pre-eclampsia – Two placental causes of preeclampsia? *Placenta*, 35, S20.

Tsikouras P, Dimitraki M, Ammari A, et al.（2011）Differential diagnosis of ectopic pregnancy - morbidity and mortality, in *Ectopic Pregnancy – Modern Diagnosis and Management*（ed. M Kamrava）, InTech, Croatia, 1–9.

（夏梦泰　段然　译）

附　录

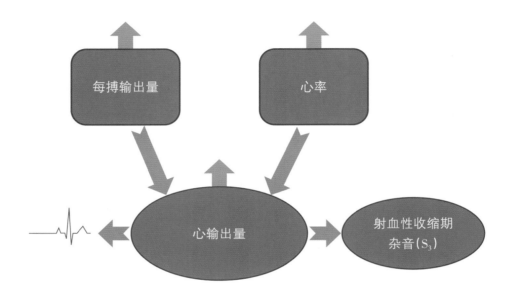

- 房性早搏（PACs）和室性早搏（PVCs）
- Ⅲ导联 Q 波短小、T 波倒置
- 下导联和侧导联 ST 段凹陷和 T 波倒置
- QRS 左轴偏移

■附图 1　心电图变化

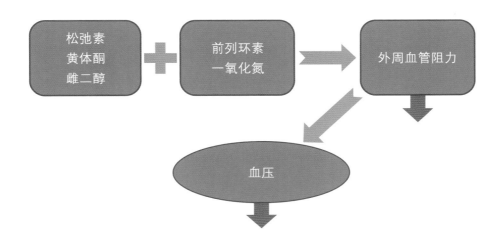

■附图2　心血管变化

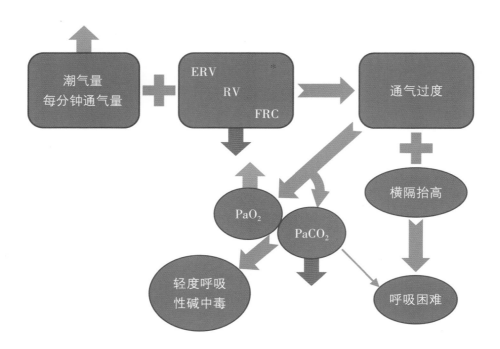

ERV：呼气储备量

RV：残余容积

FRC：功能剩余容积

■附图3　呼吸变化

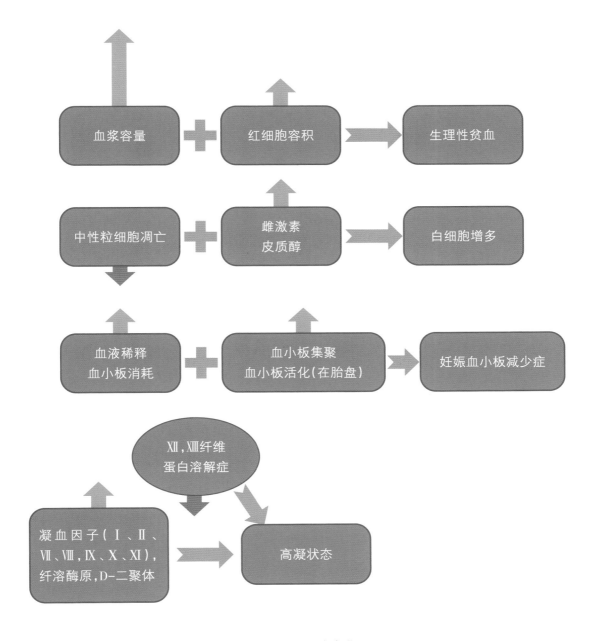

■附图 4　血液变化

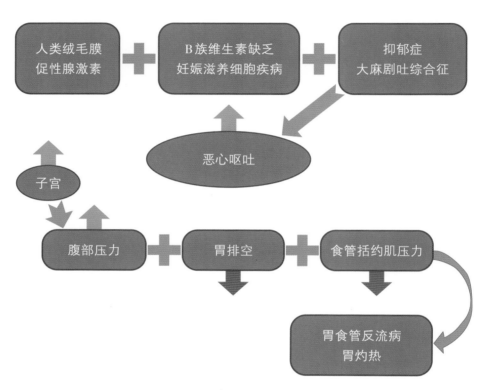

■附图 5　胃肠道变化

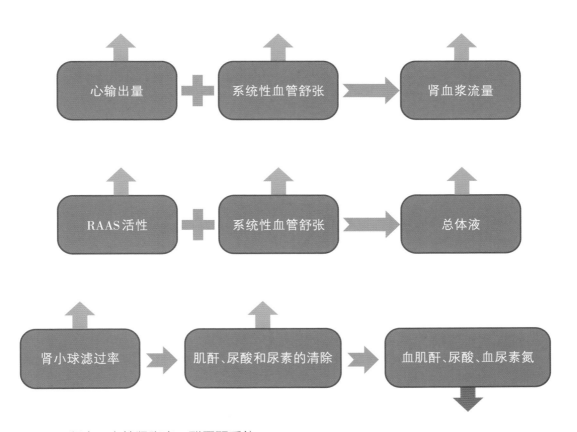

RAAS：肾素—血管紧张素—醛固酮系统

■ 附图 6　泌尿生殖系统变化

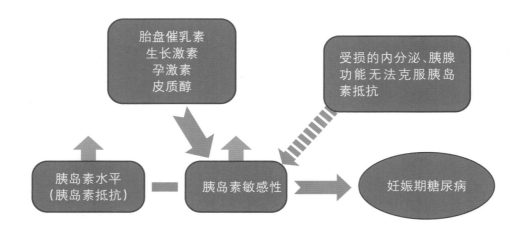

■附图 7　内分泌变化:妊娠期胰岛素活性

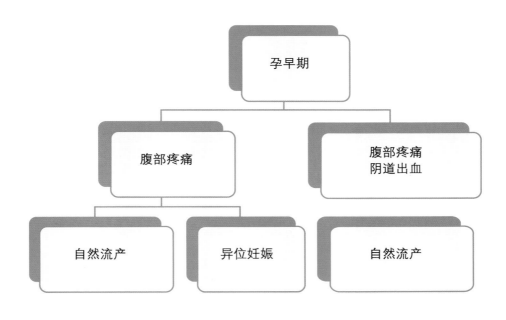

■附图 8　妇产科急症

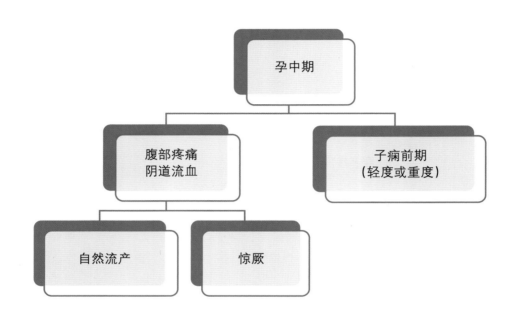

■附图 9　妇产科急症

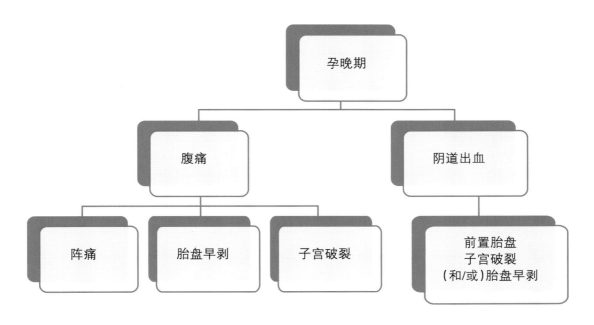

■ 附图 10　妇产科急症

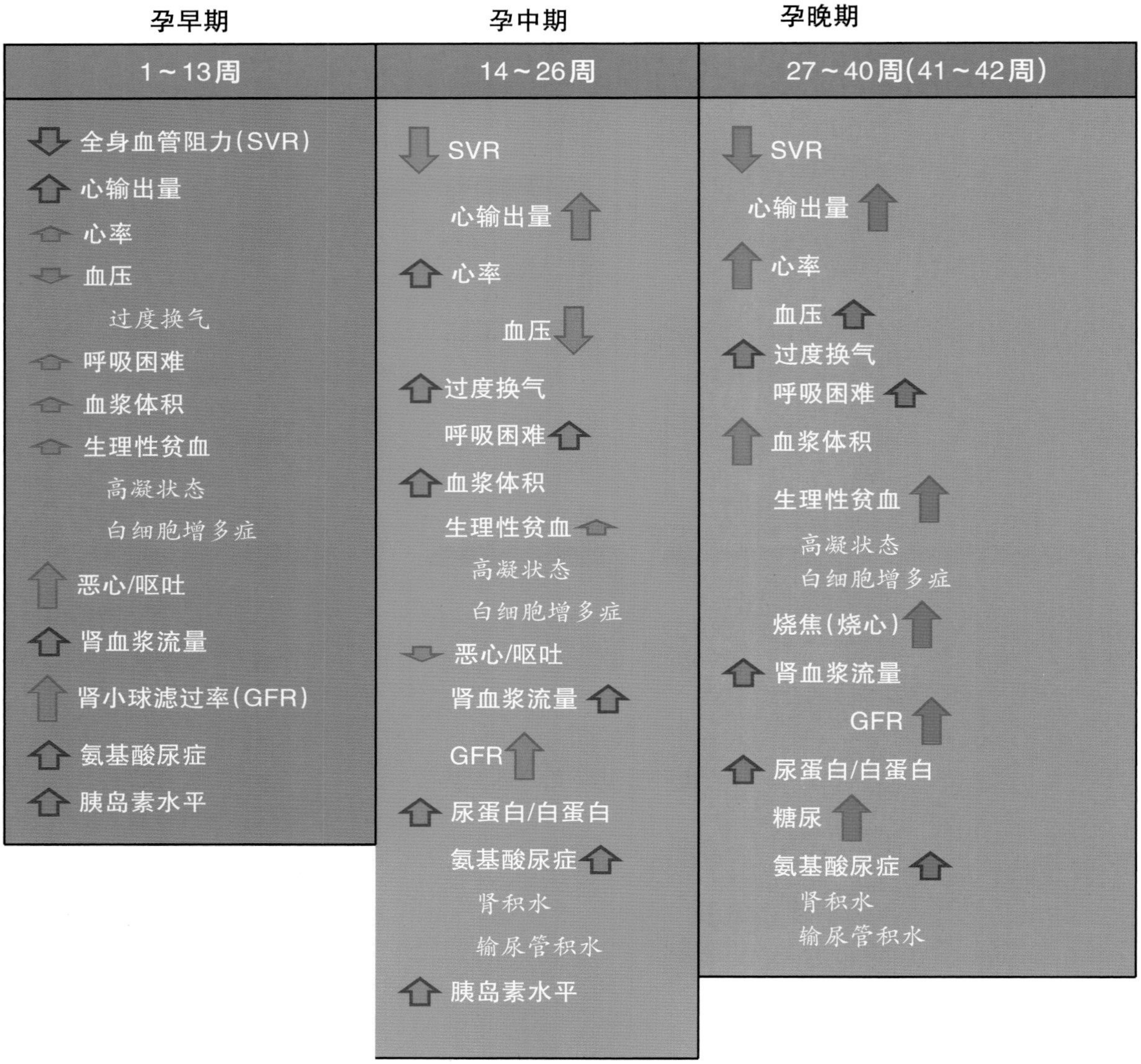

孕早期	孕中期	孕晚期
1~13周	14~26周	27~40周(41~42周)
⬇ 全身血管阻力(SVR)	⬇ SVR	⬇ SVR
⬆ 心输出量	心输出量 ⬆	心输出量 ⬆
⬆ 心率	⬆ 心率	⬆ 心率
⬇ 血压	血压 ⬇	血压 ⬆
过度换气	⬆ 过度换气	⬆ 过度换气
⬆ 呼吸困难	呼吸困难 ⬆	呼吸困难 ⬆
⬆ 血浆体积	⬆ 血浆体积	⬆ 血浆体积
⬆ 生理性贫血	生理性贫血 ⬆	生理性贫血 ⬆
高凝状态	高凝状态	高凝状态
白细胞增多症	白细胞增多症	白细胞增多症
⬆ 恶心/呕吐	⬇ 恶心/呕吐	烧焦(烧心) ⬆
⬆ 肾血浆流量	肾血浆流量 ⬆	⬆ 肾血浆流量
⬆ 肾小球滤过率(GFR)	GFR ⬆	GFR ⬆
⬆ 氨基酸尿症	⬆ 尿蛋白/白蛋白	⬆ 尿蛋白/白蛋白
⬆ 胰岛素水平	氨基酸尿症 ⬆	糖尿 ⬆
	肾积水	氨基酸尿症 ⬆
	输尿管积水	肾积水
	⬆ 胰岛素水平	输尿管积水

■ 附图 11　妊娠各期最重要的生理变化

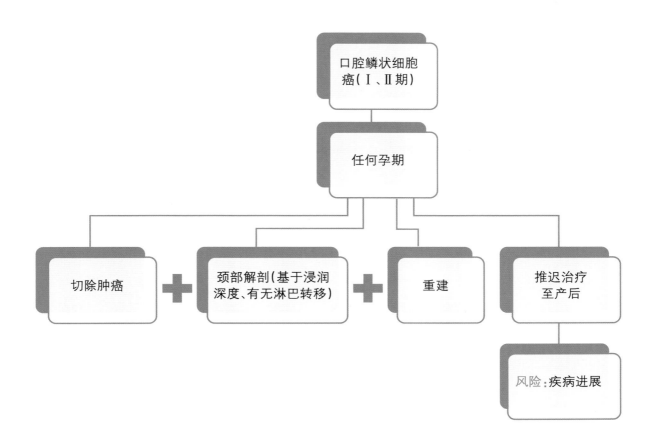

■附图 12　妊娠期口腔鳞状细胞癌(Ⅰ、Ⅱ期)的处理

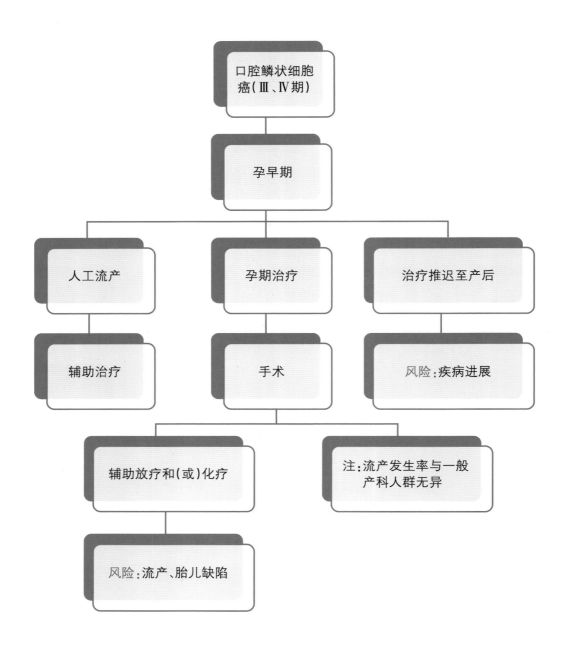

■ 附图 13　妊娠期口腔鳞状细胞癌(Ⅲ、Ⅳ期)的处理①

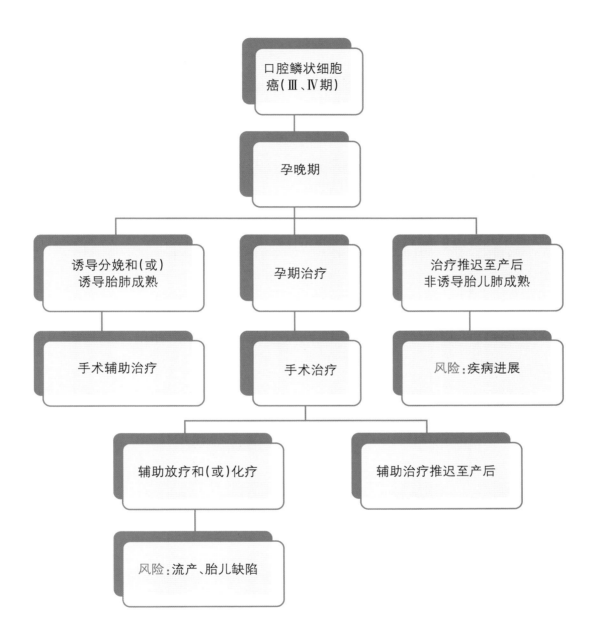

■ 附图 14　妊娠期口腔鳞状细胞癌（Ⅲ、Ⅳ期）的处理②

Source: Adapted from Garcia AG, Lopez JA, and Rey JMG.（2001）Squamous cell carcinoma of the maxilla during pregnancy: report of case. *Journal of Oral and Maxillofacial Surgery*, 59, 456, with permission from Elsevier（reproduction license # 4177740725985）.

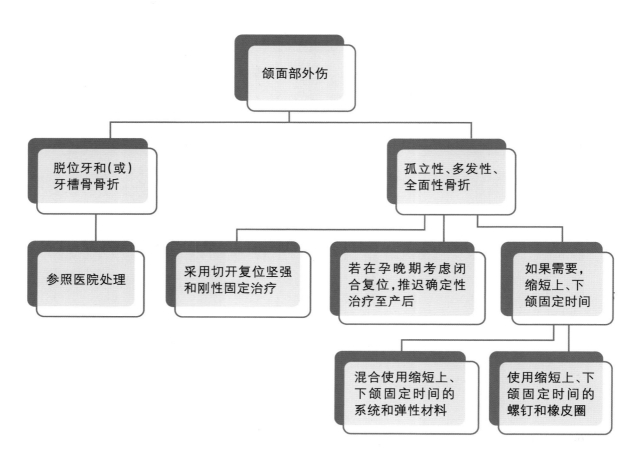

■附图 15　妊娠期口腔颌面部创伤的处理

（李春光　唐万红　译）

读者的自我评估小测验

1. 根据美国残疾人法的道德准则，"口腔医生有责任公平地对待患者"的陈述与下列哪项道德原则有关？（　　）

a. 公正

b. 自主

c. 真实准确

d. 不伤害

2. 周围血管阻力在以下哪种情况下更为严重？（　　）

a. 孕早期

b. 分娩

c. 孕晚期

d. 孕中期

3. 妊娠期心排血量增加（　　）

a. 是由于妊娠后期中风量增加引起的

b. 是由于妊娠早期心率增加引起的

c. 抵消了母体血液氧容量下降

d. 在妊娠晚期达到峰值

4. 血压的下降是由于以下哪种因素？（　　）

a. 前列环素

b. 雌二醇

c. 孕酮

d. 所有以上

5. 妊娠期血管重塑表现为动脉顺应性的增加：

动脉顺应性增加的衡量指标是主动脉＿＿＿＿＿＿指数，这是主动脉僵硬度的标志。

6. 以下哪项呼吸参数在怀孕期间保持不变？（　　）

a. 总肺容量

b. 吸气储备容量

c. 呼气储备容量

d. 每分钟通气量

7. 妊娠期轻度呼吸性碱中毒是由以下哪种原因引起? (　　)

a. 动脉二氧化碳张力增加

b. 动脉氧张力降低

c. 血清碳酸氢盐下降

d. 以上均无

8. 1 例妊娠 34 周的孕妇出现贫血, 这种情况是由于 (　　)

a. 红细胞体积大幅下降

b. 血浆体积减少

c. 红细胞更新增加

d. 血浆体积增加

9. 妊娠期血小板减少症是由以下因素引起的, 除了 (　　)

a. 血小板活化降低

b. 血液稀释

c. 血栓素 A2 水平升高

d. 血小板聚集性增加

162 个读者的自我评估小测验

1. 由于处于高凝状态，孕妇发生血栓栓塞事件的风险更高。以下哪一种凝血因子在妊娠期升高？（　　）

　　a. 抗凝血酶Ⅲ

　　b. 因子Ⅻ

　　c. 因子十三

　　d. 因子Ⅸ

2. 妊娠剧吐可引起以下情况，除外（　　）

　　a. 情绪紧张

　　b. 甲状腺机能亢进

　　c. 甲状腺功能减退

　　d. 维生素 B_1、B_6 和 B_{12} 缺乏症

3. 孕妇在妊娠晚期有发热的比例是多少？（　　）

　　a. 10%～25%

　　b. 40%～85%

　　c. 20%～30%

　　d. 5%～15%

4. 以下哪一种是妊娠期最早发生的肾脏功能变化之一？（　　）

　　a. 肾小球滤过率增加

　　b. 尿蛋白的排泄增加

　　c. 氨基酸的排泄增加

　　d. 糖的排泄增加

5. 妊娠期正常促甲状腺激素水平高于正常非妊娠水平（　　）

　　a. 正确

　　b. 错误

6. 孕妇感染的风险很高，因为她们的免疫系统受到抑制（　　）

　　a. 正确

　　b. 错误

7. 妊娠期间血管皮肤变化导致以下哪种情况？（　　）

a. 皮肤病

b. 查德威克症（Chadwick's sign）

c. 古德尔症（Goodell's sign）

d. 以上所有

8. 以下哪一种不是仰卧位低血压综合征的体征或症状？（　　）

a. 脸色苍白

b. 出汗

c. 心动过缓

d. 恶心

9. 从呼吸学的角度来看，当孕妇在接受牙科或药物治疗时，需要避免_____的发展。

10. 妊娠期血栓预防的首选药物是（　　）

a. 未分离肝素

b. 香豆素

c. 低分子肝素

d. 阿哌沙班（apixaban）

11. 孕妇易受尿路感染，下列情况除外（　　）

a. 糖尿病

b. 氨基酸尿

c. 输尿管张力增高

d. 无症状菌尿

12. 妊娠糖尿病的比例是多少？（　　）

a. 15%

b. 7%

c. 25%

d. 10% ~ 20%

13. 妊娠期类天疱疮仅影响皮肤，是一种与妊娠相关的自身免疫性表皮下起疱疾

病（　　　）

　　a. 正确

　　b. 错误

14. 下列哪一种说法是正确的？（　　　）

　　a. 疱疹样脓疱病是 HSV 的变种

　　b. 口腔受累以舌裂的形式出现

　　c. 均正确

　　d. 均不正确

15. 当孕妇坐在牙科椅上时，除了将其放置在防止主动脉受压和 SHS 的位置外，还应尽一切努力（例如使用坐垫）提供足够的舒适感，因为接近_____%的患者经历频繁的背痛发作。

16. 孕妇，尤其是在怀孕的前三个月，会对_____产生厌恶。

17. 实验室血清妊娠定量试验检测（　　　）

　　a. 人绒毛膜促性腺激素（hCG）

　　b. 高糖基化（hCG-H）

　　c. hCG 和 hCG-H

　　d. 以上均无

18. 产前口腔健康咨询对于告知孕妇口腔健康不良对母亲和胎儿构成的风险方面非常重要。其中一项风险是致龋性金黄色葡萄球菌从母亲垂直传播给婴儿，未来患龋齿的风险很大，婴儿出生体重可能偏低（　　　）

　　a. 正确

　　b. 错误

19. 妊娠期龈炎被认为是妊娠期最常见的口腔表现，其发病高峰为（　　　）

　　a. 妊娠第二个月

　　b. 妊娠第六个月

　　c. 妊娠第八个月

　　d. 足月

（仲琳　译）